# 高級

從黃帝內經到精油SPA按摩的養生秘笈

# 經絡芳香理療

## 實務操作手冊

胡仲權 編著

天空數位圖書出版

# 序

　　拙作《中級經絡芳香理療實務操作手冊》一刷出版第二日，出版社即來電告知已售罄要立即再版，並說有許多老讀者盼望我能儘速的出版這系列叢書的最後一本相關手冊：《高級經絡芳香理療實務操作手冊》。當時雖應允會依大家的要求，無奈世事難料，雙親接連老化失智並且重症住院，我曾連續三個月往返北中南七家醫院，加上么妹腦血管重大傷病後又罹癌昏迷，種種因素蹉跎至今方能靜下心來完成此手冊。

　　本《高級經絡芳香理療實務操作手冊》就實務上而言，既然屬於高級經絡芳香理療實務層次，就是在培育高階經絡芳香理療實務操作人才，除延續探索中國傳統醫學的經絡學理外，更涉及古印度有關脈輪學的學理探索，依照前面兩本經絡芳香理療實務操作手冊的編撰模式，先就學理全市部分剖析說明，續就實務操作程序部分配合圖示詳解，以供有心更進一步深入學習經絡芳香理療實務操作相關學識與相應技術者參酌。

　　長期探索有關經絡芳香理療實務操作相關學識與相應技術的過程中，發現了一些有趣的事情，那就是如果把中國傳統醫學的經絡學中的十二經脈和奇經八脈，以及古印度的七脈輪與西藏的中脈，正好形成了一個完整的人體立體結構的經脈網絡，曾經看過些有關人類學者的探險筆記，提及馬雅巫師為患者看病時，所提及人體生理當中生病時某些循行的路線，暗合中國傳統醫學的經絡，宇宙廣大人類文化多元，值得探索的事物遠遠超過我們的想像，尚帶來者一一實踐。

# 目　錄

# 第一章
## 任脈與督脈的學理

任督二脈是奇經八脈中的兩脈，就經絡系統結構的生理解剖角度來看，二者正好從頭頂的百會至會陰，沿人體正中線一前一後形成縱向覆蓋收束的包圍圈，現就經絡芳香理療學的範疇，分節敘述其各自的學理如後。

# 第一節　任脈的學理

　　任脈是陰脈之海，總任一身陰經之脈氣，關於任脈的循行部位，《難經・奇經八脈・二十八難》說：「任脈者，起於中極之下，以上毛際，循腹裏，上關元，至喉咽。」據此，任脈循行於胸腹部的前方正中線，並多次與三陰經與陰維脈交會，所以能總任陰經之間的交互聯繫，調節陰經脈氣與氣血。

　　任脈的任有承擔責任之意，又通婦女妊娠之妊字，所以任脈的基本功能除調節陰經脈氣與氣血外，又為女性生養之本，與婦女月經調節和懷孕生子的功能有關，對於促進婦女的生殖能力有關鍵影響力，另外，也攸關於婦女月經不調崩漏與帶下的相關病症，對女性而言，任脈的基本功能具備相當重要的角色。

# 第二節　督脈的學理

　　督脈是陽脈之海，總督一身陽經之脈氣，關於督脈的循行部位，《難經·奇經八脈·二十八難》說：「督脈者，起於下極之俞，並於脊裏，上至風府，入於腦。」據此，督脈循行於背腰部的後方正中線，並多次與手足三陽經與陽維脈交會，所以能總督陽經之間的交互聯繫，調節陽經脈氣與氣血。

　　督脈的督有總督統管之意，督脈循行於背腰部的腦部與脊椎骨髓裏，下行至腎臟處，所以督脈的基本功能除調節陽經脈氣與氣血外，又為大腦滋養之本，《難經·奇經八脈·二十九難》說：「督之為病，脊強而厥。」即是與腦的病變和脊髓的病變有關，對於促進大腦與脊隨的活化能力有關鍵影響力，另外，腎主骨也攸關於生殖系統的相關機能，對生殖機能而言，督脈的基本功能具備相當重要的角色。

# 第二章
# 任脈的經絡芳香理療
# 實務操作

任脈的基本功能與婦女月經調節和懷孕生子的功能有關，也攸關於婦女月經不調崩漏與帶下的相關病症，任脈的選穴、用油與實務操作手法分節說明如後。

# 第一節　任脈的選穴與用油

　　任脈經絡芳香理療實務操作分兩階段：第一階段是開系統，此階段選穴主要針對各經絡交會處募穴如中府穴、天樞穴、京門穴、章門穴、日月穴與期門穴，其位置與功效如下表：

| 穴名 | 位置 | 功效 |
|---|---|---|
| 中府 | 胸前壁外上方，前正中線（華蓋）旁開 6 寸，與第 1 肋間隙相平之鎖骨下窩外側的凹陷處。當肩胛骨喙突內下方，第 2 肋外緣 | 宣散肺氣、養陰補脾 |
| 天樞 | 腹中部，臍中旁 2 寸，腹直肌中 | 調理腸胃、理氣和胃 |
| 京門 | 側腰部，第 12 肋游離端下方凹陷處，前距章門約一寸八分，後略平志室 | 益腎利水 |
| 章門 | 側腹部第 11 肋游離端下方；當上肢合腋屈肘、中指端置耳垂時肘尖所止處 | 疏肝健脾、活血利溼、活血化瘀 |

| | | |
|---|---|---|
| 日月 | 脅肋部，乳頭直下，第 7 肋間隙凹陷處，距腹正中線 4 寸 | 降逆利膽 |
| 期門 | 胸部，乳頭直下，第 6 肋間隙凹陷處，距前正中線 4 寸 | 疏肝調脾、理氣活血、活血化瘀 |

　　第二階段是任脈經絡系統內的按摩梳理，此階段選穴主要針對任脈經絡系統內穴道，如天突穴、紫宮穴、膻中穴、關元穴、氣海穴、神闕穴、中脘穴、巨闕穴與鳩尾穴，其位置與功效如下表：

| 穴名 | 位置 | 功效 |
|---|---|---|
| 天突 | 頸前正中線，胸骨上窩中央，亦即胸骨切跡中央 | 宣肺止咳、降逆化痰、清利咽喉、利咽清音 |
| 紫宮 | 胸部正中線，與第 2 肋間同高處，當胸骨角稍下方 | 寬胸止咳 |
| 膻中 | 胸部正中線，與第 4 肋間同高處 | 調理氣機、宣肺降逆、寬胸化痰、通乳寧神 |
| 關元 | 下腹部正中線臍中下 3 寸處 | 溫腎壯陽、培補元氣、通調衝任、培腎固本 |
| 氣海 | 下腹部前正中線臍中央向下 1.5 寸處 | 升陽補氣、益腎固精、調補下焦、補腎虛、益元氣、固精止遺 |
| 神闕 | 腹中部臍窩中央 | 健運脾陽、和胃理腸、溫陽救逆、開竅復甦、理腸止瀉 |
| 中脘 | 上腹部正中線臍中上 4 寸處，當胸骨體下端與臍中央連線的中點 | 調理中焦、健脾化溼、和胃降逆 |

| 巨闕 | 上腹部正中線臍中上 6 寸處。當胸骨體下端與中脘連線的中點 | 寬胸化痰、和胃降逆 |
|---|---|---|
| 鳩尾 | 上腹正中線臍上 7 寸，當胸骨劍突下凹陷處。劍突因包埋于腹直肌鞘內，不易觸及，則可從胸骨體下端下 1 寸處定穴 | 和胃降逆、寧心安神 |

　　精油以歸屬奇經八脈的任脈為主，其主成分、功效和副作用如下表：

| 芸香科 | | | | | | | |
|---|---|---|---|---|---|---|---|
| 品名 | 主成分 | 功效 | 五行歸經 | 三焦 | 七脈 | 任督 | 副作用 |
| 佛手柑 | 酯 | 殺菌、抑毒、解熱、止痙、安眠、舒鬱、健胃、提升免疫系統 | 心、小腸肝、膽脾、胃 | 上焦中焦 | 心輪臍輪 | 任督 | 光過敏 |
| 葡萄柚 | 單萜烯 | 殺菌、止咳、解熱、止痙、活血、舒鬱、提神、利尿、提升免疫系統 | 心、小腸肝、膽 | 上焦中焦 | 眉心輪喉輪 | 任 | 無 |
| 萊姆 | 單萜烯 | 殺菌、消炎、解熱、活血、舒鬱、提神、提升免疫系統 | 肝、膽肺、大腸 | 中焦 | 腹輪 | 任 | 無 |
| 橘 | 單萜烯 | 殺菌、止痙、安眠、舒鬱、疏通活化血液、提升免疫系統、促進淋巴排毒 | 肝、膽 | 中焦 | 腹輪 | 任 | 無 |
| 橙花 | 單萜烯醇 | 殺菌、抑毒、解熱、止痙、止癢、放鬆、提神、提升免疫系 | 心、小腸肝、膽肺、大腸 | 上焦中焦 | 眉心輪心輪腹輪 | 任督 | 無 |

| | | | | | | | |
|---|---|---|---|---|---|---|---|
| | | 統 | | | | | |
| 甜橙 | 單萜烯 | 殺菌、抑毒、解熱、止痙、放鬆、提神、疏通活化血液和淋巴系統、提升免疫系統 | 肝、膽腎、膀胱 | 中焦下焦 | 心輪腹輪 | 任督 | 無 |
| 苦橙 | 單萜烯 | 消炎、鎮靜、止痙、疏通活化血液、幫助消化、安眠、放鬆、調節血壓、提升免疫系統 | 肝、膽脾、胃 | 上焦中焦 | 心輪腹輪 | 任督 | 無 |
| 檸檬 | 單萜烯 | 殺菌、消炎、解熱、提神 | 脾、胃 | 中焦 | 臍輪 | 任 | 光過敏 |
| **繖形花科** | | | | | | | |
| 歐白芷根 | 單萜烯 | 殺菌、消炎、止痙、健胃、提升免疫系統、疏通活化血液、鎮靜、舒鬱 | 肝、膽脾、胃 | 上焦中焦 | 眉心輪臍輪 | 任 | 光過敏 |
| 洋茴香籽 | 醚 | 殺菌、止痙、健胃、刺激腸蠕動、促進膽汁與乳汁分泌、提神、放鬆、鎮靜 | 脾、胃 | 中焦 | 臍輪 | 任 | 無 |
| 茴香 | 醚 | 殺菌、止痙、健胃、刺激腸蠕動、促進膽汁與乳汁分泌、提神、放鬆、鎮靜 | 肝、膽脾、胃 | 中焦 | 腹輪臍輪 | 任 | 無 |
| 芫荽籽 | 單萜烯醇 | 殺菌、消炎、健胃、緩解疼痛、護膚、鎮靜、提神、平衡情緒 | 心、小腸脾、胃 | 上焦中焦 | 頂輪臍輪 | 任督 | 無 |
| 白松香 | 單萜烯 | 殺菌、消炎、止痙、止痛、潰瘍、消腫、消除經痛 | 腎、膀胱 | 下焦 | 臍輪 | 任 | 無 |
| 歐芹 | 單萜烯氧化物 | 殺菌、消炎、抑毒、通經、強化 | 腎、膀胱 | 下焦 | 臍輪 | 任 | 幼兒孕婦禁用 |

| | | 神經 | | | | | |
|---|---|---|---|---|---|---|---|
| **唇形花科** | | | | | | | |
| 羅勒 | 單萜烯醇 | 殺菌、消炎、止痙、促進消化機能、護膚、放鬆、鎮靜、安眠、提升免疫系統、強化神經系統 | 心、小腸脾、胃 | 上焦中焦 | 頂輪臍輪 | 任督 | 無 |
| 薄荷 | 單萜烯醇 | 殺菌、抑毒、解熱、止痙、疏通活化血液、提升免疫系統、護膚、驅蟲、提神、放鬆、平衡情緒、安眠、舒鬱 | 心、小腸脾、胃 | 上焦中焦 | 眉心輪腹輪臍輪 | 任督 | 無 |
| 薰衣草 | 酯 | 殺菌、抑毒、疏通活化血液、提升免疫系統、細胞再生、放鬆、平衡情緒、滋養肌肉組織 | 心、小腸肝、膽 | 上焦 | 頂輪喉輪心輪 | 任督 | 無 |
| 馬鬱蘭 | 單萜烯 | 殺菌、止痛、鎮靜、平衡情緒、滋養副交感神經系統、療養呼吸系統 | 肝、膽肺、大腸 | 上焦 | 眉心輪喉輪 | 任督 | 無 |
| 快樂鼠尾草 | 酯 | 殺菌、止痙、放鬆、平衡情緒、調節賀爾蒙、舒壓、催情、增加活力、啟發靈感 | 肝、膽腎、膀胱 | 上焦下焦 | 眉心輪臍輪海底輪 | 任督 | 無 |
| 鼠尾草 | 單萜烯酮 | 殺菌、解熱、促進膽汁分泌、促進細胞再生、治療傷口與促進傷口癒合、促進淋巴系統流動、放鬆、醒腦、集中注意力、增強記 | 肝、膽肺、大腸 | 上焦中焦 | 眉心輪心輪 | 任 | 孕婦幼兒禁用 |

| | | 憶力 | | | | | |
|---|---|---|---|---|---|---|---|
| 藿香 | 倍半萜烯 | 止痙、放鬆、滋養肌膚、鼓舞情緒、驅蟲、提神、平衡情緒、催情 | 肝、膽肺、大腸腎、膀胱 | 上焦下焦 | 眉心輪臍輪海底輪 | 任督 | 無 |
| 迷迭香 | 單萜烯酮 | 殺菌、抑毒、消炎、止痛、促進新陳代謝、疏通活化血液、提神、增強記憶力、集中注意力 | 肝、膽脾、胃肺、大腸 | 上焦下焦 | 眉心輪臍輪 | 任督 | 高血壓患者慎用 |
| 百里香 | 單萜烯醇 | 殺菌、抑毒、強心、護膚、鼓舞情緒、提升免疫系統、集中注意力 | 肝、膽肺、大腸 | 上焦下焦 | 眉心輪喉輪腹輪海底輪 | 任督 | 百里酚百里香孕婦與幼兒慎用 |
| 牛膝草 | 氧化物 | 殺菌、抑毒、消炎、促進新陳代謝、疏通活化血液、集中注意力、提神 | 肝、膽脾、胃肺、大腸 | 上焦下焦 | 眉心輪喉輪臍輪 | 任督 | 無 |
| **桃金孃科** | | | | | | | |
| 西印度月桂 | 丁香酚 | 殺菌、抑毒、消炎、止痙、止痛、促進新陳代謝、疏通活化血液、提升免疫系統、激勵、鼓舞情緒 | 心、小腸肝、膽脾、胃 | 上焦下焦 | 頂輪喉輪腹輪臍輪 | 任督 | 無 |
| 白千層 | 氧化物 | 殺菌、抑毒、止咳化痰、解熱、提升免疫系統、促進呼吸系統循環、鎮靜神經肌肉疼痛、集中注意力、激勵 | 心、小腸肝、膽肺、大腸 | 上焦中焦 | 眉心輪喉輪 | 任 | 無 |
| 尤加利 | 單萜烯醛 | 殺菌、抑毒、消炎、止痛、驅蟲、激勵、提 | 肝、膽肺、大腸 | 上焦中焦 | 眉心輪腹輪 | 任 | 無 |

| | | 神、、增加活力恢復疲勞 | | | 臍輪 | | |
|---|---|---|---|---|---|---|---|
| 香桃木 | 單萜烯 | 殺菌、化痰、止痛、驅風除濕、提升免疫系統、止痙、疏通活化血液、提神 | 肝、膽肺、大腸 | 上焦中焦 | 喉輪心輪 | 任 | 無 |
| 茶樹 | 單萜烯 | 殺菌、抑毒、消炎、止痛、驅蟲、止癢、提升免疫系統、疏通活化血液、排水、促進皮膚再生、安神、增加活力 | 肺、大腸 | 上焦 | 喉輪 | 任 | 無 |
| **松科** | | | | | | | |
| 冷杉 | 單萜烯 | 殺菌、消炎、止痙、促進腺體分泌、強化神經、平衡情緒、舒壓、稀釋黏液 | 肺、大腸 | 上焦 | 心輪 | 任 | 無 |
| 赤松 | 單萜烯 | 消炎、止痙、止痛、強化神經系統、疏通活化血液、提神、抗過敏 | 肝、膽肺、大腸 | 上焦中焦 | 眉心輪腹輪 | 任 | 無 |
| 高山松 | 單萜烯 | 消炎、止痙、止痛、強化神經系統、疏通活化血液、提神、抗過敏 | 肝、膽肺、大腸 | 上焦中焦 | 眉心輪腹輪 | 任 | 無 |
| 巨杉 | 單萜烯 | 殺菌、抑毒、消炎、止痙、止痛、提升免疫系統、解鬱、舒壓、提振精力 | 肝、膽肺、大腸 | 上焦中焦 | 眉心輪腹輪 | 任 | 無 |
| 雪松 | 倍半萜烯 | 消炎、止痛、驅蟲、止癢、稀釋黏液、提神、抗過敏、解鬱、鼓舞情緒 | 心、小腸肝、膽脾、胃 | 上焦中焦 | 喉輪心輪腹輪 | 任 | 無 |

| 柏科 | | | | | | | |
|---|---|---|---|---|---|---|---|
| 杜松 | 單萜烯 | 殺菌、消炎、止痙、止痛、排水、利尿、疏通活化血液、幫助消化、增加活力、集中注意力、醒腦 | 肝、膽脾、胃 | 上焦中焦 | 頂輪眉心輪腹輪 | 任督 | 無 |
| 絲柏 | 單萜烯 | 殺菌、消炎、止痙、止痛、驅蟲、除臭、抗過敏、收斂傷口、擴張支氣管、收縮血管、調節賀爾蒙、提神、醒腦、集中注意力 | 心、小腸肝、膽腎、膀胱 | 上焦下焦 | 頂輪喉輪臍輪 | 任督 | 無 |
| 樟科 | | | | | | | |
| 肉桂（葉皮） | 肉桂醛 | 殺菌、疏通活化血液、止痙、止痛、驅風除濕、暖化體溫、催情 | 肝、膽腎、膀胱 | 下焦 | 臍輪海底輪 | 任督 | 刺激皮膚黏膜 |
| 山雞椒 | 單萜烯醛 | 殺菌、抑毒、消炎、止痙、疏通活化血液、提神、集中注意力、護膚、促進皮膚新陳代謝、幫助消化 | 肝、膽肺、大腸脾、胃 | 上焦中焦 | 心輪腹輪 | 任 | 皮膚過敏 |
| 月桂 | 氧化物 | 殺菌、消炎、化痰、止痙、止痛、提神、鼓舞情緒、增加活力、平衡情緒 | 心、小腸肝、膽肺、大腸 | 上焦中焦 | 頂輪喉輪腹輪 | 任督 | 無 |
| 桉油樟 | 氧化物 | 殺菌、抑毒、消炎、化痰、促進皮膚新陳代謝、提升免疫系統、調補肌肉神經系統、提神 | 肝、膽肺、大腸 | 上焦中焦 | 喉輪心輪 | 任 | 無 |
| 花梨木 | 單萜烯 | 殺菌、抑毒、消 | 肝、膽 | 中焦 | 心輪 | 任 | 無 |

| | 醇 | 炎、強心、提升免疫系統、護膚、提神、放鬆、平衡情緒 | 肺、大腸腎、膀胱 | 下焦 | 海底輪 | 督 | |

| <td colspan="7" align="center">**菊科**</td> |

| 龍艾 | 醚 | 殺菌、抑毒、提升免疫系統、止痙、促進膽汁分泌幫助消化、放鬆、安撫情緒 | 心、小腸脾、胃 | 上焦中焦 | 眉心輪臍輪 | 任督 | 無 |
| 永久花 | 酯 | 消炎、化痰、止痙、消腫、平衡情緒、促進細胞再生傷口癒合、排除淋巴瘀阻促進排毒、放鬆、安撫情緒 | 心、小腸肝、膽 | 中焦 | 心輪 | 任 | 無 |
| 洋甘菊 | 倍半萜烯 | 殺菌、消炎、止痙、止痛、放鬆、安撫情緒、舒壓、解鬱、提神、助眠 | 心、小腸脾、胃肺、大腸 | 上焦下焦 | 眉心輪喉輪臍輪 | 任督 | 無 |
| 西洋耆草 | 倍半萜烯 | 殺菌、消炎、止痙、傷口結痂、放鬆、強化活力 | 肺、大腸 | 上焦 | 喉輪 | 任 | 無 |

| <td colspan="7" align="center">**橄欖科**</td> |

| 欖香脂 | 單萜烯 | 殺菌、抑毒、消炎、促進上皮細胞形成、集中注意力、肌膚再生、傷口癒合、集中注意力、鼓舞情緒、強化心靈 | 腎、膀胱 | 下焦 | 海底輪 | 任督 | 無 |
| 墨西哥沉香木 | 單萜烯醇 | 殺菌、抑毒、止痙、提升免疫系統、護膚、提神、放鬆、平衡情緒 | 心、小腸肝、膽肺、大腸 | 上焦中焦 | 眉心輪心輪 | 任督 | 無 |
| 乳香 | 單萜烯 | 殺菌、抑毒、消 | 心、小腸 | 上焦 | 頂輪 | 任 | 無 |

| | | 炎、止痛、提升免疫系統、疏通活化血液、調節賀爾蒙、肌膚再生、傷口癒合、放鬆、啟發靈感、舒壓、解鬱、 | 腎、膀胱 | 下焦 | 海底輪 | 督 | |
|---|---|---|---|---|---|---|---|
| 沒藥 | 倍半萜烯氧化物 | 殺菌、抑毒、消炎、調節賀爾蒙、細胞再生、傷口癒合、止血、安神、啟發靈感、治療心靈創傷 | 心、小腸腎、膀胱 | 上焦下焦 | 頂輪臍輪海底輪 | 任督 | 無 |
| | | **禾本科** | | | | | |
| 檸檬香茅 | 單萜烯醛 | 殺菌、抑毒、消炎、止痛、驅蟲、提升免疫系統、促進消化、集中注意力、提神、強化活力 | 肝、膽 | 中焦 | 腹輪 | 任 | 無 |
| 玫瑰草 | 單萜烯醇 | 殺菌、抑毒、保護心血管循環系統、平衡免疫系統、滋養神經系統、護膚肌膚再生、舒壓、安撫情緒、強化活力 | 腎、膀胱 | 下焦 | 臍輪 | 任 | 無 |
| 岩蘭草 | 倍半萜烯 | 殺菌、消炎、滋養靜脈血管、提升免疫系統、止癢、化痰、護膚肌膚再生、調節賀爾蒙、安神、鼓舞情緒、心靈重建 | 腎、膀胱 | 下焦 | 臍輪海底輪 | 任督 | 無 |
| | | **木蘭科** | | | | | |
| 黃玉蘭 | 苯基酯 | 殺菌、止痙、止 | 心、小腸 | 上焦 | 頂輪 | 任 | 無 |

| | | 痛、放鬆、提升免疫系統、促進乳汁分泌、心靈和諧、抗沮喪、刺激感官、催情 | 腎、膀胱 | 下焦 | 海底輪 | 督 | |

### 半日花科

| 岩玫瑰 | 單萜烯 | 殺菌、消炎、止痙、提升免疫系統、止血、驅蟲、疏通活化血液、護膚肌膚再生、鼓舞情緒、提神、平衡情緒 | 腎、膀胱 | 下焦 | 海底輪 | 任督 | 無 |

### 馬鞭草科

| 檸檬馬鞭草 | 單萜烯醇 | 殺菌、消炎、止痙、提升免疫系統、強化精神、消除恐懼、幫助消化、鼓舞情緒、集中注意力 | 肝、膽脾、胃 | 中焦 | 腹輪 | 任 | 無 |

### 夾竹桃科

| 緬梔 | 苯基酯 | 殺菌、消炎、抑毒、解熱、降血壓、驅風除濕、放鬆、平衡情緒、啟發靈感、挑逗催情 | 心、小腸腎、膀胱 | 上焦下焦 | 頂輪臍輪海底輪 | 任督 | 無 |

### 蝶形花科

| 鷹爪豆 | 苯基酯 | 強心、利尿、止血、麻醉、收縮血管、驅風除濕、放鬆、護膚、高度鼓舞情緒、挑逗催情 | 心、小腸腎、膀胱 | 上焦中焦下焦 | 頂輪心輪臍輪海底輪 | 任督 | 無 |

### 安息香科

| 安息香 | 苯基酯 | 殺菌、抑毒、止痙、消炎、抗氧化、除臭、促進上皮組織形成、 | 肝、膽肺、大腸 | 中焦 | 心輪 | 任 | 無 |

| | | 和諧心靈、消除恐懼、放鬆 | | | | | |
|---|---|---|---|---|---|---|---|
| **薑科** | | | | | | | |
| 薑 | 倍半萜烯 | 殺菌、抑毒、排痰、滋養神經系統、安神、放鬆、護膚、鼓舞情緒、催情、強化活力 | 腎、膀胱 | 下焦 | 臍輪海底輪 | 任督 | 無 |
| 荳蔻 | 氧化物 | 殺菌、抑毒、化痰、止痙、促進消化、強化心臟功能、強化活力、提神、平衡情緒 | 肝、膽肺、大腸脾、胃 | 上焦中焦 | 喉輪心輪腹輪臍輪 | 任 | 無 |
| **鳶尾科** | | | | | | | |
| 鳶尾草 | 倍半萜烯酮 | 化痰、止咳、皮膚再生、肌膚保養、消除疤痕、驅蟲、抗黏膜組織發炎、傷口癒合、催情、平衡情緒、安撫心情愉悅 | 肺、大腸腎、膀胱 | 中焦下焦 | 心輪臍輪海底輪 | 任督 | 無 |
| **木樨科** | | | | | | | |
| 茉莉 | 苯基酯 | 止痙、止癢、促進血液循環、幫助消化、止咳、化痰、皮膚再生、調節賀爾蒙、鼓舞情緒、心靈和諧、催情、紓解焦慮 | 心、小腸腎、膀胱 | 上焦下焦 | 頂輪臍輪海底輪 | 任督 | 無 |
| 桂花 | 倍半萜烯 | 消炎、化痰、止痛、調理肌膚、提高皮膚新陳代謝功能、治療傷口、紓解焦慮、安神、平衡情緒、啟發靈感、 | 心、小腸肺、大腸 | 上焦中焦 | 頂輪心輪 | 任督 | 無 |

| | | 開朗心情 | | | | | |
|---|---|---|---|---|---|---|---|
| **豆科** | | | | | | | |
| 銀合歡 | 苯基酯 | 止痙、護膚、鼓舞情緒、平衡情緒、激發勇氣 | 肺、大腸 | 中焦 | 心輪 | 任 | 無 |
| 靈陵香豆 | 香豆素 | 止痛、止痙、暖身、皮膚再生、疏通活化血液、調節賀爾蒙、安眠、放鬆、平衡情緒、鼓舞情緒、催情、強化活力、催乳 | 肺、大腸腎、膀胱 | 中焦下焦 | 心輪臍輪海底輪 | 任督 | 無 |
| **敗醬科** | | | | | | | |
| 甘松 | 倍半萜烯 | 殺菌、消炎、化痰、止痛、止癢、抗過敏、皮膚再生、疏通活化血液、滋養靜脈血管、調節賀爾蒙、放鬆、安撫心情愉悅、安眠、舒壓 | 心、小腸肺、大腸腎、膀胱 | 上焦中焦下焦 | 眉心輪心輪臍輪海底輪 | 任督 | 無 |
| **胡椒科** | | | | | | | |
| 黑胡椒 | 單萜烯 | 消炎、止痛、止痙、化痰、暖身、疏通活化血液、提高皮膚新陳代謝功能、鼓舞情緒、催情、強化活力、心靈重建 | 肺、大腸腎、膀胱 | 中焦下焦 | 心輪臍輪海底輪 | 任督 | 無 |
| **杜鵑花科** | | | | | | | |
| 白珠樹 | 苯基酯 | 消炎、止痛、止痙、放鬆、催情 | 心、小腸腎、膀胱 | 上焦下焦 | 頂輪臍輪海底輪 | 任督 | 無 |
| **薔薇科** | | | | | | | |
| 玫瑰 | 單萜烯 | 殺菌、抑毒、消 | 心、小腸 | 中焦 | 心輪 | 任 | 無 |

| | | | | | | | |
|---|---|---|---|---|---|---|---|
| | 醇 | 炎、止痙、提升免疫系統、促進淋巴活動、皮膚再生、傷口治療、安撫情緒、強化心臟與神經、調節賀爾蒙、提神、平衡情緒、催情、舒壓和諧、開啟心靈 | 肺、大腸腎、膀胱 | 下焦 | 臍輪海底輪 | 督 | |
| **牛尨牛兒科** | | | | | | | |
| 天竺葵 | 單萜烯醇 | 殺菌、抑毒、止痛、止痙、提升免疫系統、促進淋巴活動、調理皮膚與黏膜菌叢生態、治療傷口、安撫情緒、調節與強化心臟血管循環、調節血壓、調節賀爾蒙、消腫、平衡情緒、提神、和諧 | 肺、大腸腎、膀胱 | 中焦下焦 | 心輪臍輪海底輪 | 任督 | 無 |
| **檀香科** | | | | | | | |
| 檀香 | 倍半萜烯醇 | 殺菌、消炎、促進新陳代謝、促進淋巴活動、皮膚再生、通經絡、調節賀爾蒙、平衡情緒、提神、和諧、催情 | 心、小腸肝、膽肺、大腸腎、膀胱 | 上焦中焦下焦 | 頂輪眉心輪臍輪海底輪 | 任督 | 無 |
| **金縷梅科** | | | | | | | |
| 蘇合香 | 單萜烯 | 殺菌、抑毒、止痛、排水、止癢、驅蟲、安神、皮膚再生、強化活力 | 肺、大腸 | 中焦 | 心輪 | 任 | 無 |

| 蘭科 | | | | | | | |
|---|---|---|---|---|---|---|---|
| 香草 | 醛 | 殺菌、抑毒、止痛、止痙、消炎、安眠、平衡情緒、催情、心靈和諧 | 肝、膽肺、大腸腎、膀胱 | 中焦下焦 | 心輪臍輪 | 任 | 無 |
| 石蒜科 | | | | | | | |
| 晚香玉 | 醚 | 止痛、止痙、護膚、安撫、平衡情緒、安神、紓解焦慮、感性 | 肝、膽 | 中焦 | 心輪 | 任 | 無 |
| 番荔枝科 | | | | | | | |
| 依蘭 | 苯基酯 | 止痛、止痙、護膚、調節免疫系統、消炎、止癢、細胞再生、傷口癒合、安撫、平衡情緒、鼓舞情緒、催情 | 肝、膽肺、大腸腎、膀胱 | 中焦下焦 | 心輪臍輪海底輪 | 任督 | 無 |

# 第二節　任脈的經絡芳香理療實務操作手法

　　任脈經絡芳香理療實務操作分兩階段：第一階段是開系統，此階段選穴主要針對各經絡交會處募穴如中府穴、天樞穴、京門穴、章門穴、日月穴與期門穴；第二階段是任脈經絡系統內的按摩疏理，此階段選穴主要針對任脈經絡系統內穴道，如天突穴、紫宮穴、膻中穴、關元穴、氣海穴、神闕穴、中脘穴、巨闕穴與鳩尾穴，操作手法如下：

## （一）施作區段

第一階段是依照中府穴、天樞穴、京門穴、章門穴、日月穴與期門穴順序進行開任脈系統的理療動作；第二階段則是依照天突穴、紫宮穴、膻中穴、關元穴、氣海穴、神闕穴、中脘穴、巨闕穴與鳩尾穴順序進行按摩疏理任脈系統穴道的理療動作。

## （二）點油

以對任脈系統有功效的精油施作，執行理療時，每一穴點一滴精油，每次精油以指腹螺旋抹勻。

## （三）手技（被施作對象採仰躺姿勢）

每一穴精油抹勻後，以雙手拇指輕安壓穴道上，其餘雙手四指併攏伏貼於兩側，拇指陰陽對轉方式按摩。

## （四）力道

輕柔和緩

## （五）次數

施作次數：每一穴位二十次

第三章
督脈的經絡芳香理療
實務操作

督脈的基本功能在於促進大腦與脊隨的活化能
力有關鍵影響力，另外也攸關於生殖系統的相關機
能，督脈的選穴、用油與實務操作手法分節說明如
後。

# 第一節　督脈的選穴與用油

督脈經絡芳香理療實務操作分兩階段：第一階
段是開系統，此階段的選穴主要針俞穴如肺俞穴、
厥陰俞穴、心俞穴、督俞穴、膈俞、白環俞穴、中
膂俞穴、膀胱俞穴、小腸俞穴、關元俞穴、大腸俞
穴、氣海俞穴、腎俞穴、三焦俞穴、胃俞穴、脾俞
穴、膽俞穴與肝俞穴，其位置與功效如下表：

| 穴名 | 位置 | 功效 |
|---|---|---|
| 肺俞 | 背部第 3 胸椎（T3）棘突下緣同高（身柱），旁開 1.5 寸處。約與肩胛棘內側端相平 | 宣肺、平喘、利氣 |
| 厥陰俞 | 背部第 4 胸椎（T4）棘突下緣同高，旁開 1.5 寸處 | 寧心、安神、寬胸 |
| 心俞 | 背部第 5 胸椎（T5）棘突下緣同高（神道）旁開 1.5 寸處 | 疏通心絡、調理氣血、寧心安神 |
| 督俞 | 背部第 6 胸椎（T6）棘突下緣同高（靈台），旁開 1.5 寸處 | 寬胸、利氣、降逆 |
| 膈俞 | 背部第 7 胸椎（T7）棘突下緣同高（至陽），旁開 1.5 寸處，約與肩胛骨下角相平 | 和血理血、和胃寬胸 |
| 白環俞 | 薦部薦正中嵴旁開 1.5 寸，與 | 健腰腿、利溼熱 |

| | | |
|---|---|---|
| | 第 4 後薦骨孔相平處，當下髎外方 | |
| 中膂俞 | 薦部薦正中嵴旁開 1.5 寸，與第 3 後薦骨孔相平處，當中髎外方 | 健腰、止瀉 |
| 膀胱俞 | 薦部薦正中嵴旁開 1.5 寸，與第 2 後薦骨孔相平處，當次髎外方 | 強腰脊、調膀胱 |
| 小腸俞 | 薦部薦正中嵴旁開 1.5 寸，與第 1 後薦骨孔相平處，當上髎外方 | 調腸腑、清熱痢 |
| 關元俞 | 腰部第 5 腰椎(L5)棘突下緣同高，旁開 1.5 寸處 | 壯腰培元、通利小便 |
| 大腸俞 | 腰部第 4 腰椎(L4)棘突下緣同高（腰陽關），旁開 1.5 寸處，約與髂嵴最高點相平 | 調腸腑、利腰腿 |
| 氣海俞 | 腰部第 3 腰椎(L3)棘突下緣同高，旁開 1.5 寸處 | 調氣血、健腰脊 |
| 腎俞 | 腰部第 2 腰椎(L2)棘突下緣同高（命門），旁開 1.5 寸處，約與肋弓緣下端相平 | 補益腎氣、利腰脊 |
| 三焦俞 | 腰部第 1 腰椎（L1）棘突下緣同高（懸樞），旁開 1.5 寸處 | 調三焦、利水道 |
| 胃俞 | 背部第 12 胸椎（T12）棘突下緣同高，旁開 1.5 寸處 | 健脾胃、消積滯、和胃降逆 |
| 脾俞 | 背部第 11 胸椎（T11）棘突下緣同高，旁開 1.5 寸處 | 健脾化溼 |
| 膽俞 | 背部第 10 胸椎（T10）棘突下緣同高（中樞），旁開 1.5 寸處 | 清肝利膽、利氣清熱 |
| 肝俞 | 背部第 9 胸椎（T9）棘突下緣同高（筋縮），旁開 1.5 寸處 | 疏肝利膽、清頭明目 |

　　第二階段是督脈經絡系統內的按摩疏理，此階段選穴主要針對督脈經絡系統內穴道，如神庭穴、百會穴、腦戶穴、神道穴、靈台穴、至陽穴、腰俞

穴、腰陽關穴、命門穴與中樞穴，其位置與功效如
下表：

| 穴名 | 位置 | 功效 |
|------|------|------|
| 神庭 | 頭額正中線上，前髮際後 0.5 寸處 | 清熱散風、通竅、鎮驚安神、鎮靜醒腦 |
| 百會 | 頭頂正中線，前髮際後 5 寸處，約當兩耳尖直上頭頂中央 | 甦厥、清熱開竅、升陽固脫、健腦寧神、回陽、平肝熄風 |
| 腦戶 | 頭枕部正中線後髮際上 2.5 寸，枕外隆凸上緣凹陷處，當風府直上 1.5 寸 | 清熱散風、疏解腦府、開竅 |
| 神道 | 背部正中線第 5 胸椎(T5)棘突下凹陷處，其旁為心俞 | 寧神、清熱、通經止痛 |
| 靈台 | 背部正中線第 6 胸椎(T6)棘突下凹陷處，其旁為督俞 | 清熱解毒、宣肺通絡 |
| 至陽 | 背部正中線第 7 胸椎(T7)棘突下凹陷處，約與肩胛骨下角相平，其旁為膈俞 | 寬胸利膈、健脾調中、利氣寬胸 |
| 腰俞 | 薦骨正中線第 4 薦椎(S4)下，適對薦骨裂孔 | 溫下元、強腰膝、袪溼通絡（溫灸本穴增加受孕機會） |
| 腰陽關 | 腰部正中線第 4 腰椎(L4)棘突下凹陷處，其旁為大腸俞，約與髂嵴相平 | 強腰膝、袪寒溼、壯腰補腎 |
| 命門 | 腰部正中線第 2 腰椎(L2)棘突下凹陷處，其旁為腎俞，約與第12肋骨尖端相平 | 培元固本、溫陽補腎、疏調經氣、強健腰膝 |
| 中樞 | 背部正中線上第 10 胸椎(T10)棘突下凹陷處，其旁為膽俞 | 強腰補腎、和胃止痛 |

　　精油以歸屬奇經八脈的督脈為主，其主成分、
功效和副作用如下表：

## 芸香科

| 品名 | 主成分 | 功效 | 五行歸經 | 三焦 | 七脈 | 任督 | 副作用 |
|---|---|---|---|---|---|---|---|
| 阿米香樹 | 倍半萜烯醇 | 疏通活化靜脈、疏通淋巴系統、提升免疫系統、安神、舒壓 | 心、小腸 | 上焦 | 頂輪 | 督 | 無 |
| 佛手柑 | 酯 | 殺菌、抑毒、解熱、止痙、安眠、舒鬱、健胃、提升免疫系統 | 心、小腸肝、膽脾、胃 | 上焦中焦 | 心輪臍輪 | 任督 | 光過敏 |
| 橙花 | 單萜烯醇 | 殺菌、抑毒、解熱、止痙、止癢、放鬆、提神、提升免疫系統 | 心、小腸肝、膽肺、大腸 | 上焦中焦 | 眉心輪心輪腹輪 | 任督 | 無 |
| 甜橙 | 單萜烯 | 殺菌、抑毒、解熱、止痙、放鬆、提神、疏通活化血液和淋巴系統、提升免疫系統 | 肝、膽腎、膀胱 | 中焦下焦 | 心輪腹輪 | 任督 | 無 |
| 苦橙 | 單萜烯 | 消炎、鎮靜、止痙、疏通活化血液、幫助消化、安眠、放鬆、調節血壓、提升免疫系統 | 肝、膽脾、胃 | 上焦中焦 | 心輪腹輪 | 任督 | 無 |
| 桔葉 | 苯基酯 | 消炎、放鬆、止痙、舒壓、安眠、鎮靜 | 肝、膽 | 上焦 | 心輪 | 督 | 無 |

## 繖形花科

| 品名 | 主成分 | 功效 | 五行歸經 | 三焦 | 七脈 | 任督 | 副作用 |
|---|---|---|---|---|---|---|---|
| 胡蘿蔔籽 | 倍半萜烯醇 | 消炎、護膚、肌膚細胞再生、強化皮膚免疫系統、提高新陳代謝、調節賀爾蒙、 | 心、小腸腎、膀胱 | 下焦上焦 | 頂輪臍輪 | 督 | 無 |

| | | 平衡情緒 | | | | | |
|---|---|---|---|---|---|---|---|
| 芫荽籽 | 單萜烯醇 | 殺菌、消炎、健胃、緩解疼痛、護膚、鎮靜、提神、平衡情緒 | 心、小腸脾、胃 | 上焦中焦 | 頂輪臍輪 | 任督 | 無 |

**唇形花科**

| | | | | | | | |
|---|---|---|---|---|---|---|---|
| 羅勒 | 單萜烯醇 | 殺菌、消炎、止痙、促進消化機能、護膚、放鬆、鎮靜、安眠、提升免疫系統、強化神經系統 | 心、小腸脾、胃 | 上焦中焦 | 頂輪臍輪 | 任督 | 無 |
| 薄荷 | 單萜烯醇 | 殺菌、抑毒、解熱、止痙、疏通活化血液、提升免疫系統、護膚、驅蟲、提神、放鬆、平衡情緒、安眠、舒鬱 | 心、小腸脾、胃 | 上焦中焦 | 眉心輪腹輪臍輪 | 任督 | 無 |
| 薰衣草 | 酯 | 殺菌、抑毒、疏通活化血液、提升免疫系統、細胞再生、放鬆、平衡情緒、滋養肌肉組織 | 心、小腸肝、膽 | 上焦 | 頂輪喉輪心輪 | 任督 | 無 |
| 馬鬱蘭 | 單萜烯 | 殺菌、止痛、鎮靜、平衡情緒、滋養副交感神經系統、療養呼吸系統 | 肝、膽肺、大腸 | 上焦 | 眉心輪喉輪 | 任督 | 無 |
| 香蜂草 | 倍半萜烯 | 殺菌、抑毒、消炎、止痙、止痛、鎮靜、強心、調節血壓、提神、放鬆、平衡情緒 | 心、小腸肝、膽 | 上焦中焦 | 心輪腹輪 | 督 | 無 |

| 快樂鼠尾草 | 酯 | 殺菌、止痙、放鬆、平衡情緒、調節賀爾蒙、舒壓、催情、增加活力、啟發靈感 | 肝、膽腎、膀胱 | 上焦下焦 | 眉心輪臍輪海底輪 | 任督 | 無 |
|---|---|---|---|---|---|---|---|
| 藿香 | 倍半萜烯 | 止痙、放鬆、滋養肌膚、鼓舞情緒、驅蟲、提神、平衡情緒、催情 | 肝、膽肺、大腸腎、膀胱 | 上焦下焦 | 眉心輪臍輪海底輪 | 任督 | 無 |
| 迷迭香 | 單萜烯酮 | 殺菌、抑毒、消炎、止痛、促進新陳代謝、疏通活化血液、提神、增強記憶力、集中注意力 | 肝、膽脾、胃肺、大腸 | 上焦下焦 | 眉心輪臍輪 | 任督 | 高血壓患者慎用 |
| 百里香 | 單萜烯醇 | 殺菌、抑毒、強心、護膚、鼓舞情緒、提升免疫系統、集中注意力 | 肝、膽肺、大腸 | 上焦下焦 | 眉心輪喉輪腹輪海底輪 | 任督 | 百里酚百里香孕婦與幼兒慎用 |
| 牛膝草 | 氧化物 | 殺菌、抑毒、消炎、促進新陳代謝、疏通活化血液、集中注意力、提神 | 肝、膽脾、胃肺、大腸 | 上焦下焦 | 眉心輪喉輪臍輪 | 任督 | 無 |
| 桃金孃科 | | | | | | | |
| 西印度月桂 | 丁香酚 | 殺菌、抑毒、消炎、止痙、止痛、促進新陳代謝、疏通活化血液、提升免疫系統、激勵、鼓舞情緒 | 心、小腸肝、膽脾、胃 | 上焦下焦 | 頂輪喉輪腹輪臍輪 | 任督 | 無 |
| 松紅梅 | 倍半萜烯 | 殺菌、抑毒、消炎、止癢、 | 肝、膽肺、大腸 | 上焦中焦 | 眉心輪 | 督 | 無 |

| | | 消腫、促進皮膚黏膜、上皮組織與肉芽組織再生、強化神經系統、安神、舒壓 | | | 心輪 | | |
|---|---|---|---|---|---|---|---|
| **柏科** | | | | | | | |
| 杜松 | 單萜烯 | 殺菌、消炎、止痙、止痛、排水、利尿、疏通活化血液、幫助消化、增加活力、集中注意力、醒腦 | 肝、膽脾、胃 | 上焦中焦 | 頂輪眉心輪腹輪 | 任督 | 無 |
| 絲柏 | 單萜烯 | 殺菌、消炎、止痙、止痛、驅蟲、除臭、抗過敏、收斂傷口、擴張支氣管、收縮血管、調節賀爾蒙、提神、醒腦、集中注意力 | 心、小腸肝、膽腎、膀胱 | 上焦下焦 | 頂輪喉輪臍輪 | 任督 | 無 |
| **樟科** | | | | | | | |
| 肉桂（葉皮） | 肉桂醛 | 殺菌、疏通活化血液、止痙、止痛、驅風除濕、暖化體溫、催情 | 肝、膽腎、膀胱 | 下焦 | 臍輪海底輪 | 任督 | 刺激皮膚黏膜 |
| 月桂 | 氧化物 | 殺菌、消炎、化痰、止痙、止痛、提神、鼓舞情緒、增加活力、平衡情緒 | 心、小腸肝、膽肺、大腸 | 上焦中焦 | 頂輪喉輪腹輪 | 任督 | 無 |
| 花梨木 | 單萜烯醇 | 殺菌、抑毒、消炎、強心、提升免疫系 | 肝、膽肺、大腸腎、膀胱 | 中焦下焦 | 心輪海底輪 | 任督 | 無 |

| | | 統、護膚、提神、放鬆、平衡情緒 | | | | | |
|---|---|---|---|---|---|---|---|
| **菊科** | | | | | | | |
| 龍艾 | 醚 | 殺菌、抑毒、提升免疫系統、止痙、促進膽汁分泌幫助消化、放鬆、安撫情緒 | 心、小腸脾、胃 | 上焦中焦 | 眉心輪臍輪 | 任督 | 無 |
| 洋甘菊 | 倍半萜烯 | 殺菌、消炎、止痙、止痛、放鬆、安撫情緒、舒壓、解鬱、提神、助眠 | 心、小腸脾、胃肺、大腸 | 上焦下焦 | 眉心輪喉輪臍輪 | 任督 | 無 |
| **橄欖科** | | | | | | | |
| 欖香脂 | 單萜烯 | 殺菌、抑毒、消炎、促進上皮細胞形成、集中注意力、肌膚再生、傷口癒合、集中注意力、鼓舞情緒、強化心靈 | 腎、膀胱 | 下焦 | 海底輪 | 任督 | 無 |
| 墨西哥沉香木 | 單萜烯醇 | 殺菌、抑毒、止痙、提升免疫系統、護膚、提神、放鬆、平衡情緒 | 心、小腸肝、膽肺、大腸 | 上焦中焦 | 眉心輪心輪 | 任督 | 無 |
| 乳香 | 單萜烯 | 殺菌、抑毒、消炎、止痛、提升免疫系統、疏通活化血液、調節賀爾蒙、肌膚再生、傷口癒合、放鬆、啟發靈感、舒 | 心、小腸腎、膀胱 | 上焦下焦 | 頂輪海底輪 | 任督 | 無 |

| 沒藥 | 倍半萜烯氧化物 | 壓、解鬱、殺菌、抑毒、消炎、調節賀爾蒙、細胞再生、傷口癒合、止血、安神、啟發靈感、治療心靈創傷 | 心、小腸腎、膀胱 | 上焦下焦 | 頂輪臍輪海底輪 | 任督 | 無 |

| 禾 本 科 | | | | | | | |
|---|---|---|---|---|---|---|---|
| 岩蘭草 | 倍半萜烯 | 殺菌、消炎、滋養靜脈血管、提升免疫系統、止癢、化痰、護膚肌膚再生、調節賀爾蒙、安神、鼓舞情緒、心靈重建 | 腎、膀胱 | 下焦 | 臍輪海底輪 | 任督 | 無 |

| 木 蘭 科 | | | | | | | |
|---|---|---|---|---|---|---|---|
| 黃玉蘭 | 苯基酯 | 殺菌、止痙、止痛、放鬆、提升免疫系統、促進乳汁分泌、心靈和諧、抗沮喪、刺激感官、催情 | 心、小腸腎、膀胱 | 上焦下焦 | 頂輪海底輪 | 任督 | 無 |

| 半 日 花 科 | | | | | | | |
|---|---|---|---|---|---|---|---|
| 岩玫瑰 | 單萜烯 | 殺菌、消炎、止痙、提升免疫系統、止血、驅蟲、疏通活化血液、護膚肌膚再生、鼓舞情緒、提神、平衡情緒 | 腎、膀胱 | 下焦 | 海底輪 | 任督 | 無 |

| 夾 竹 桃 科 | | | | | | | |
|---|---|---|---|---|---|---|---|

| 緬梔 | 苯基酯 | 殺菌、消炎、抑毒、解熱、降血壓、驅風除濕、放鬆、平衡情緒、啟發靈感、挑逗催情 | 心、小腸腎、膀胱 | 上焦下焦 | 頂輪臍輪海底輪 | 任督 | 無 |
| --- | --- | --- | --- | --- | --- | --- | --- |

### 蝶形花科

| 鷹爪豆 | 苯基酯 | 強心、利尿、止血、麻醉、收縮血管、驅風除濕、放鬆、護膚、高度鼓舞情緒、挑逗催情 | 心、小腸腎、膀胱 | 上焦中焦下焦 | 頂輪心輪臍輪海底輪 | 任督 | 無 |
| --- | --- | --- | --- | --- | --- | --- | --- |

### 薑科

| 薑 | 倍半萜烯 | 殺菌、抑毒、排痰、滋養神經系統、安神、放鬆、護膚、鼓舞情緒、催情、強化活力 | 腎、膀胱 | 下焦 | 臍輪海底輪 | 任督 | 無 |
| --- | --- | --- | --- | --- | --- | --- | --- |

### 鳶尾科

| 鳶尾草 | 倍半萜烯酮 | 化痰、止咳、皮膚再生、肌膚保養、消除疤痕、驅蟲、抗黏膜組織發炎、傷口癒合、催情、平衡情緒、安撫心情愉悅 | 肺、大腸腎、膀胱 | 中焦下焦 | 心輪臍輪海底輪 | 任督 | 無 |
| --- | --- | --- | --- | --- | --- | --- | --- |

### 木樨科

| 茉莉 | 苯基酯 | 止痙、止癢、促進血液循環、幫助消化、止咳、化痰、皮膚再 | 心、小腸腎、膀胱 | 上焦下焦 | 頂輪臍輪海底輪 | 任督 | 無 |
| --- | --- | --- | --- | --- | --- | --- | --- |

| | | 生、調節賀爾蒙、鼓舞情緒、心靈和諧、催情、紓解焦慮 | | | | | |
|---|---|---|---|---|---|---|---|
| 桂花 | 倍半萜烯 | 消炎、化痰、止痛、調理肌膚、提高皮膚新陳代謝功能、治療傷口、紓解焦慮、安神、平衡情緒、啟發靈感、開朗心情 | 心、小腸肺、大腸 | 上焦中焦 | 頂輪心輪 | 任督 | 無 |
| **豆科** | | | | | | | |
| 靈陵香豆 | 香豆素 | 止痛、止痙、暖身、皮膚再生、疏通活化血液、調節賀爾蒙、安眠、放鬆、平衡情緒、鼓舞情緒、催情、強化活力、催乳 | 肺、大腸腎、膀胱 | 中焦下焦 | 心輪臍輪海底輪 | 任督 | 無 |
| **敗醬科** | | | | | | | |
| 甘松 | 倍半萜烯 | 殺菌、消炎、化痰、止痛、止癢、抗過敏、皮膚再生、疏通活化血液、滋養靜脈血管、調節賀爾蒙、放鬆、安撫心情愉悅、安眠、舒壓 | 心、小腸肺、大腸腎、膀胱 | 上焦中焦下焦 | 眉心輪心輪臍輪海底輪 | 任督 | 無 |
| **胡椒科** | | | | | | | |
| 黑胡椒 | 單萜烯 | 消炎、止痛、止痙、化痰、 | 肺、大腸腎、膀胱 | 中焦下焦 | 心輪臍輪 | 任督 | 無 |

|  |  |  |  |  |  |  |  |
|---|---|---|---|---|---|---|---|
|  |  | 暖身、疏通活化血液、提高皮膚新陳代謝功能、鼓舞情緒、催情、強化活力、心靈重建 |  |  | 海底輪 |  |  |

### 杜鵑花科

|  |  |  |  |  |  |  |  |
|---|---|---|---|---|---|---|---|
| 杜鵑 | 單萜烯 | 消炎、止痛、疏通活化血液、提升免疫系統、驅風除濕、醒腦、心靈重建 | 心、小腸 | 上焦 | 頂輪 | 督 | 無 |
| 白珠樹 | 苯基酯 | 消炎、止痛、止痙、放鬆、催情 | 心、小腸腎、膀胱 | 上焦下焦 | 頂輪臍輪海底輪 | 任督 | 無 |

### 薔薇科

|  |  |  |  |  |  |  |  |
|---|---|---|---|---|---|---|---|
| 玫瑰 | 單萜烯醇 | 殺菌、抑毒、消炎、止痙、提升免疫系統、促進淋巴活動、皮膚再生、傷口治療、安撫情緒、強化心臟與神經、調節賀爾蒙、提神、平衡情緒、催情、舒壓和諧、開啟心靈 | 心、小腸肺、大腸腎、膀胱 | 中焦下焦 | 心輪臍輪海底輪 | 任督 | 無 |

### 牛尨牛兒科

|  |  |  |  |  |  |  |  |
|---|---|---|---|---|---|---|---|
| 天竺葵 | 單萜烯醇 | 殺菌、抑毒、止痛、止痙、提升免疫系統、促進淋巴活動、調理皮膚與黏膜菌叢 | 肺、大腸腎、膀胱 | 中焦下焦 | 心輪臍輪海底輪 | 任督 | 無 |

| | | 生態、治療傷口、安撫情緒、調節與強化心臟血管循環、調節血壓、調節賀爾蒙、消腫、平衡情緒、提神、和諧 | | | | | |
|---|---|---|---|---|---|---|---|
| | | 檀香科 | | | | | |
| 檀香 | 倍半萜烯醇 | 殺菌、消炎、促進新陳代謝、促進淋巴活動、皮膚再生、通經絡、調節賀爾蒙、平衡情緒、提神、和諧、催情 | 心、小腸肝、膽肺、大腸腎、膀胱 | 上焦中焦下焦 | 頂輪眉心輪臍輪海底輪 | 任督 | 無 |
| | | 番荔枝科 | | | | | |
| 依蘭 | 苯基酯 | 止痛、止痙、護膚、調節免疫系統、消炎、止癢、細胞再生、傷口癒合、安撫、平衡情緒、鼓舞情緒、催情 | 肝、膽肺、大腸腎、膀胱 | 中焦下焦 | 心輪臍輪海底輪 | 任督 | 無 |

# 第二節　督脈的經絡芳香理療實務操作手法

　　督脈經絡芳香理療實務操作分兩階段：第一階段是開系統，此階段的選穴主要針俞穴，如肺俞穴、厥陰俞穴、心俞穴、督俞穴、日月白環俞穴、中膂俞穴、膀胱俞穴、小腸俞穴、關元俞穴、大腸俞穴、氣海俞穴、腎俞穴、關元俞穴、三焦俞穴、胃俞穴、脾俞穴、膽俞穴與肝俞穴；第二階段是督脈經絡系統內的按摩疏理，此階段選穴主要針對督脈經絡系統內穴道，如神庭穴、百會穴、腦戶穴、神道穴、靈台穴、至陽穴、腰俞穴、腰陽關穴、命門穴與中樞穴，操作手法如下：

## （一）施作區段

　　第一階段是依照肺俞穴、厥陰俞穴、心俞穴、督俞穴、日月白環俞穴、中膂俞穴、膀胱俞穴、小腸俞穴、關元俞穴、大腸俞穴、氣海俞穴、腎俞穴、關元俞穴、三焦俞穴、胃俞穴、脾俞穴、膽俞穴與肝俞穴順序進行開督脈系統的理療動作；第二階段則是依照神庭穴、百會穴、腦戶穴、神道穴、靈台穴、至陽穴、腰俞穴、腰陽關穴、命門穴與中樞穴順序，進行按摩疏理督脈系統穴道的理療動作。

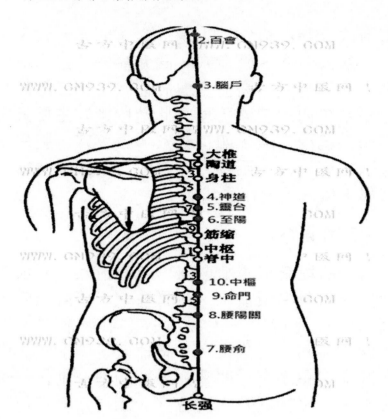

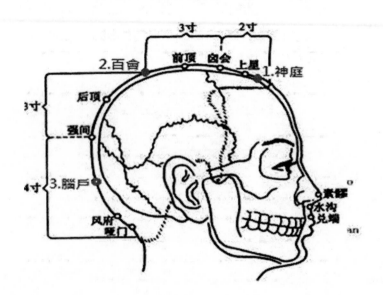

## （二）點油

以對督脈系統有功效的精油施作，執行理療時，每一穴點一滴精油，每次精油以指腹螺旋抹勻，頭顱部分勿使精油流下滴落眼精。

## （三）手技（被施作對象採趴臥姿勢）

每一穴精油抹勻後，以雙手拇指輕安壓穴道上，其餘雙手四指併攏伏貼於兩側，拇指陰陽對轉方式按摩。

## （四）力道

頭部輕柔和緩，背腰部深按有力。

## （五）次數

施作次數：第一階段每一穴位二十次；第二階段每一穴位十次。

# 第四章
# 七脈輪的學理

脈輪印度的梵文是「chakra」，原指就是輪子或圓盤的意思，指涉之義為身心交會之所，脈輪又象徵盛開綻放的蓮花，是意識從原始到完全開展的途徑，七脈輪就像是人體中心能量軌道，所開啟的生命意識力量匯聚的不同層面，現就經絡芳香理療學的範疇，分節敘述其各自的學理如後。

# 第一節　海底輪的學理

　　海底輪印度的梵文是「Muladhara」，原意指根部支持的意思，指涉之義為接地的根基之所，是七脈輪由下而上人體中心能量軌道的第一脈輪，元素屬性為土，顏色類別是深紅色，感官性質是嗅覺，身體位置在會陰部、脊柱底部與尾神經叢，影響腺體是腎上腺，身體循行部位包含腿與腳部，大腸、骨頭和牙齒，內在的心理傾向為穩定、安全與靜默。

　　脊柱底部位於為陰部與肛門之間的會陰，尾神經叢涉及坐骨神經從薦神經叢向下，經由大腿到小腿的循行路線，海底輪的基本功能在身體總體部分，牽涉到日常生活中人們對身體健康所關注的體重問題，此外就是新陳代謝消化系統方面的便秘與痔瘡症狀，以及神經骨頭關節方面的坐骨神經痛，膝關節疼痛與退化性關節炎方面的問題。

## 第二節　腹輪的學理

　　腹輪印度的梵文是「Svadhisthana」，原意指自己居住的地方的意思，指涉之義為開心的享樂，是七脈輪由下而上人體中心能量軌道的第二脈輪，元素屬性為水，顏色類別是橙色，感官性質是味覺，身體位置在下腹部、外陰部、生殖器與女性子宮，影響腺體是卵巢與睪丸，身體循行部位包含生殖器，女性子宮、腎臟和膀胱，內在的心理傾向為感官、快樂與性慾。

　　下腹部、外陰部、生殖器與女性子宮，對應薦神經叢，連結坐骨神經形成身體的運動中樞，腹輪的基本功能在身體總體部分，牽涉到日常生活中人們對身體健康所關注的循環系統失調與下背僵硬的問題，此外就是有關生殖系統方面的陽萎、性冷感症狀，以及子宮受孕與功能不彰方面的問題，加上腎臟與膀胱方面泌尿系統失調的相關問題。

## 第三節　臍輪的學理

　　臍輪印度的梵文是「Manipura」，原意指光輝燦爛的寶石，指涉之義為充沛活躍的蛻變精力，是七脈輪由下而上人體中心能量軌道的第三脈輪，元素屬性為火，顏色類別是黃色，感官性質是視覺，身體位置在肚臍到太陽神經叢，影響腺體是胰臟與腎上腺，身體循行部位包含肌肉和消化系統，內在的心理傾向為激盪昂揚的喜悅歡笑與生氣憤怒。

肚臍到太陽神經叢覆蓋在腎上腺之上，肚臍與氣脈的力量有關，也是所有身體養分與能量的來源，此養分與能量有意識的形成了意志，而意志可以產生療癒的功能，臍輪的基本功能在身體總體部分，牽涉到日常生活中人們對身體健康所關注的新陳代謝系統與消化系統方面，諸如血醣高低調節功能，以及消化方面的胃潰瘍與消化不良方面的問題。

# 第四節　心輪的學理

心輪印度的梵文是「Anahata」，原意指沒有兩物相擊的聲音，指涉之義為不受任何的打擊，是七脈輪由下而上人體中心能量軌道的第四脈輪，是七脈輪能量軌道的中心點，元素屬性為風，顏色類別是綠色，感官性質是觸覺，身體位置在心臟，影響腺體是胸腺，身體循行部位包含肺部、心臟、心包膜、手與手臂，內在的心理傾向為愛與同情心。

七脈輪能量軌道的中心點屬於靈性的中樞，其功能在於整合並平衡身心的不同面向，使物質與心靈層面相互融滲調和，肺部、心臟、心包膜、手與手臂之間對應連結，心輪的基本功能在身體總體部分，牽涉到日常生活中人們對身體健康所關注的心血管疾病與血壓不正常的問題，此外就是有關呼吸系統方面的肺功能不彰與氣喘方面的問題。

## 第五節　喉輪的學理

喉輪印度的梵文是「Visuddha」，原意指淨化的意思，指涉之義為精進意識、創造、溝通與協調的能力，是七脈輪由下而上人體中心能量軌道的第五脈輪，是溝通的中樞，元素屬性為聲音，顏色類別是天藍色，感官性質是聽覺，身體位置在喉嚨，影響腺體是甲狀腺與副甲狀腺，身體循行部位包含脖子，肩膀、手臂和手，內在的心理傾向為想像與象徵。

脖子，肩膀、手臂和手，對應聲音的連結形成身體內在與人際溝通的中樞，並且藉由溝通協調掌握創造力，繼而透過創造力釋放內在的力量，使我們可以進入更深層的健康領域，喉輪的基本功能在身體總體部分，牽涉到日常生活中人們對身體健康所關注的聽覺系統失調與感冒、咽喉疼痛、脖子僵硬的症狀，此外就是有關甲狀腺功能不彰方面的問題。

# 第六節　眉心輪的學理

　　眉心輪印度的梵文是「Ajna」，原意指覺知的意思，指涉之義為透過意象所形成的創造性觀想，是七脈輪由下而上人體中心能量軌道的第六脈輪，元素屬性為光，顏色類別是靛藍色，感官性質是知覺，身體位置在頭部、眼部以上的額頭中心，影響腺體是松果體，身體循行部位包含頭部，腦中和眼睛，內在的心理傾向為察知、意象與直覺。

　　頭部、眼部以上的額頭中心，連結腦內的松果體功能，是負責心靈洞察與超越物質世界感知能力的核心，誇張一點說此核心具備超越時空限制，可進入靈性世界的能力，眉心輪的基本功能在身體總體部分，牽涉到日常生活中人們對身體健康所關注的環境覺知方面，此外就是視覺系統方面的眼睛功能與視覺模糊，以及腦神經方面的頭痛，睡眠障礙與惡夢方面的問題。

# 第七節　頂輪的學理

　　頂輪印度的梵文是「Sahasrara」，原意指千倍的意思，指涉之義為超越一切的限制，是七脈輪由下而上人體中心能量軌道的第七脈輪，元素屬性為思維，顏色類別是紫色至白色，感官性質是知性，身體位置在頭頂，影響腺體是腦下腺垂體，身體循行部位包含腦部大腦皮質層、中樞神經系統，內在的心理傾向為信念、智慧與神性的覺知。

　　腦部大腦皮質層、中樞神經系統，連結腦內的腦下腺垂體功能，是負責推理思考與覺知宇宙萬物基本秩序和意義，是覺察存在真正核心本質的能力，此覺察具備體悟的特質，以及可進入超意識層面的能力，頂輪的基本功能在身體總體部分，牽涉到日常生活中人們對身體健康所關注的大腦功能部分，攸關學習與環境感知方面的問題，此外就是心理層面無聊、迷惘、疏離與憂鬱方面的問題。

第五章
海底輪的經絡芳香理療
實務操作

海底輪的基本功能在身體健康所關注的體重問題，此外就是新陳代謝消化系統方面的便秘與痔瘡症狀，以及神經骨頭關節方面的

　　坐骨神經痛，膝關節疼痛，與退化性關節炎方面的問題，海底輪的選穴、用油與實務操作手法分節說明如後。

# 第一節　海底輪的選穴與用油

　　海底輪經絡芳香理療實務操作分兩階段：第一階段是開系統，此階段選穴主要針對海底輪與各經絡交會處穴如氣海俞穴、腎俞穴、肓門穴、犢鼻穴、箕門穴、髀關穴、府舍穴、中注穴、梁門穴、下關穴、下簾穴與上簾穴，其位置與功效如下表：

| 穴名 | 位置 | 功效 |
|---|---|---|
| 氣海俞 | 腰部第 3 腰椎(L3)棘突下緣同高，旁開 1.5 寸處 | 調氣血、健腰脊 |
| 腎俞 | 腰部第 2 腰椎(L2)棘突下緣同高（命門），旁開 1.5 寸處 | 補益腎氣、利腰脊 |
| 肓門 | 腰部第 1 腰椎(L1)棘突下緣同高（懸樞），旁開 3 寸處 | 行氣、活血、通便 |
| 犢鼻 | 膝蓋前方，髕骨韌帶外側凹陷處 | 通經活絡、散寒止痛 |

| 箕門 | 大腿內側，血海上6寸，血海與衝門的連線上， | 利水通淋 |
|---|---|---|
| 髀關 | 大腿前面，髂前上棘與髕底外側端的連線上，屈股時，與會陰相平的縫匠肌外側凹陷處 | 強腰膝、通經絡 |
| 府舍 | 下腹部臍中央向下 4.3寸，前正中線向外 4 寸處，當大橫下 4.3寸，衝門外上 7 分 | 調下焦、散結聚 |
| 中注 | 下腹部臍中央向下 1寸，前正中線向外 0.5寸處 | 調經、通便、理腸 |
| 梁門 | 上腹部臍中央向上 4寸，前正中線向外 2寸處，當中脘外 2寸 | 調中和胃、消積化滯 |
| 下關 | 面部耳前方，顴弓下緣中央及下頜切跡間的凹陷處 | 疏風清熱、通關利竅 |
| 下廉 | 前臂背面橈側，肘橫紋下 4 寸處，當陽谿與曲池連線 | 通腑氣、利關節 |
| 上廉 | 前臂背面橈側，肘橫紋下 3寸處 | 通腑氣、利關節 |

　　第二階段是海底輪輪脈系統內的按摩梳理，此階段選穴主要針對海底輪輪脈系統內穴道，如會陰穴、長強穴、腰俞穴、足五里穴、陰廉穴、急脈穴、衝門穴、曲骨穴、橫骨穴、歸來穴、環跳穴與關元穴，其位置與功效如下表：

| 穴名 | 位置 | 功效 |
|---|---|---|
| 會陰 | 位於會陰部，男性為肛門與陰囊根部連線中點；女性為肛門與大陰唇後聯合連線中點 | 調經強腎、清利濕熱、回揚固脫 |

| 長強 | 尾骨尖端與肛門連線的中點處 | 清熱利濕、調理下焦、清熱止血、昇提肛腸 |
|---|---|---|
| 腰俞 | 薦骨正中線第 4 薦椎(S4)下，適對薦骨裂孔 | 溫下元、強腰膝、去濕通絡 |
| 足五里 | 位於大腿內側，氣衝向外 0.5 寸，向下 3 寸之動脈搏動處 | 清濕熱、利下焦 |
| 陰廉 | 大腿內側，氣衝向下 2 寸 | 調經血、理下焦 |
| 急脈 | 陰器與曲骨間，向外 2.5 寸，氣衝外 0.5 寸 | 疏肝理氣、止痛 |
| 衝門 | 位於鼠蹊部外側，距恥骨聯合上緣中點（曲骨）3.5 寸 | 調理下焦 |
| 曲骨 | 位於下腹部正中線臍下 5 寸，當恥骨聯合上緣 | 溫補腎陽、調經止帶 |
| 橫骨 | 位於下腹部，臍中下 5 寸（曲骨），旁開 0.5 寸處 | 清利下焦、利腎 |
| 歸來 | 位於下腹部，臍中下 4 寸（中極），旁開 2 寸處， | 益氣固脫、溫經去寒 |
| 環跳 | 位於臀部大轉子頂點與薦骨孔連線上，距大轉子頂點 1/3 處 | 去風濕、強腰腿 |
| 關元 | 位於下腹部正中線臍中下 3 寸處，當曲骨上 2 寸 | 濕腎壯陽、培補元氣、通調衝任、培腎固本 |

精油以歸屬海底輪為主，其主成分、功效和副作用如下表：

| 唇形花科 | | | | | | | |
|---|---|---|---|---|---|---|---|
| 快樂鼠尾草 | 酯 | 殺菌、止痙、放鬆、平衡情緒、調節賀爾蒙、舒壓、催情、增加活力、啟發靈感 | 肝、膽腎、膀胱 | 上焦下焦 | 眉心輪臍輪海底輪 | 任督 | 無 |
| 藿香 | 倍半萜烯 | 止痙、放鬆、滋養肌膚、鼓舞情緒、驅蟲、提神、平衡情緒、催情 | 肝、膽肺、大腸腎、膀胱 | 上焦下焦 | 眉心輪臍輪海底輪 | 任督 | 無 |

| 百里香 | 單萜烯醇 | 殺菌、抑毒、強心、護膚、鼓舞情緒、提升免疫系統、集中注意力 | 肝、膽肺、大腸 | 上焦下焦 | 眉心輪喉輪腹輪海底輪 | 任督 | 百里酚百里香孕婦與幼兒慎用 |
|---|---|---|---|---|---|---|---|
| **松科** | | | | | | | |
| 冷杉 | 單萜烯 | 殺菌、消炎、止痙、促進腺體分泌、強化神經、平衡情緒、舒壓、稀釋黏液 | 肺、大腸 | 上焦 | 心輪 | 任 | 無 |
| 赤松 | 單萜烯 | 消炎、止痙、止痛、強化神經系統、疏通活化血液、提神、抗過敏 | 肝、膽肺、大腸 | 上焦中焦 | 眉心輪腹輪 | 任 | 無 |
| 高山松 | 單萜烯 | 消炎、止痙、止痛、強化神經系統、疏通活化血液、提神、抗過敏 | 肝、膽肺、大腸 | 上焦中焦 | 眉心輪腹輪 | 任 | 無 |
| 巨杉 | 單萜烯 | 殺菌、抑毒、消炎、止痙、止痛、提升免疫系統、解鬱、舒壓、提振精力 | 肝、膽肺、大腸 | 上焦中焦 | 眉心輪腹輪 | 任 | 無 |
| 雪松 | 倍半萜烯 | 消炎、止痛、驅蟲、止癢、稀釋黏液、提神、抗過敏、解鬱、鼓舞情緒 | 心、小腸肝、膽脾、胃 | 上焦中焦 | 喉輪心輪腹輪 | 任 | 無 |
| **樟科** | | | | | | | |
| 肉桂（葉皮） | 肉桂醛 | 殺菌、疏通活化血液、止痙、止痛、驅風除濕、暖化體溫、催情 | 肝、膽腎、膀胱 | 下焦 | 臍輪海底輪 | 任督 | 刺激皮膚黏膜 |
| 花梨木 | 單萜烯醇 | 殺菌、抑毒、消炎、強心、提升免疫系統、護膚、提神、放鬆、平衡情緒 | 肝、膽肺、大腸腎、膀胱 | 中焦下焦 | 心輪海底輪 | 任督 | 無 |

## 橄欖科

| | | | | | | | | |
|---|---|---|---|---|---|---|---|---|
| 欖香脂 | 單萜烯 | 殺菌、抑毒、消炎、促進上皮細胞形成、集中注意力、肌膚再生、傷口癒合、集中注意力、鼓舞情緒、強化心靈 | 腎、膀胱 | 下焦 | 海底輪 | 任督 | 無 |
| 乳香 | 單萜烯 | 殺菌、抑毒、消炎、止痛、提升免疫系統、疏通活化血液、調節賀爾蒙、肌膚再生、傷口癒合、放鬆、啟發靈感、舒壓、解鬱、 | 心、小腸腎、膀胱 | 上焦下焦 | 頂輪海底輪 | 任督 | 無 |
| 沒藥 | 倍半萜烯氧化物 | 殺菌、抑毒、消炎、調節賀爾蒙、細胞再生、傷口癒合、止血、安神、啟發靈感、治療心靈創傷 | 心、小腸腎、膀胱 | 上焦下焦 | 頂輪臍輪海底輪 | 任督 | 無 |

## 禾本科

| | | | | | | | | |
|---|---|---|---|---|---|---|---|---|
| 岩蘭草 | 倍半萜烯 | 殺菌、消炎、滋養靜脈血管、提升免疫系統、止癢、化痰、護膚肌膚再生、調節賀爾蒙、安神、鼓舞情緒、心靈重建 | 腎、膀胱 | 下焦 | 臍輪海底輪 | 任督 | 無 |

## 木蘭科

| | | | | | | | | |
|---|---|---|---|---|---|---|---|---|
| 黃玉蘭 | 苯基酯 | 殺菌、止痙、止痛、放鬆、提升免疫系統、促進乳汁分泌、心靈和諧、抗沮喪、刺激感官、催情 | 心、小腸腎、膀胱 | 上焦下焦 | 頂輪海底輪 | 任督 | 無 |

## 半日花科

| | | | | | | | | |
|---|---|---|---|---|---|---|---|---|
| 岩玫 | 單萜 | 殺菌、消炎、止 | 腎、膀胱 | 下焦 | 海底輪 | 任 | 無 |

| | | | | | | | |
|---|---|---|---|---|---|---|---|
| 瑰 | 烯 | 瘤、提升免疫系統、止血、驅蟲、疏通活化血液、護膚肌膚再生、鼓舞情緒、提神、平衡情緒 | | | | 督 | |
| **夾竹桃科** | | | | | | | |
| 緬梔 | 苯基酯 | 殺菌、消炎、抑毒、解熱、降血壓、驅風除濕、放鬆、平衡情緒、啟發靈感、挑逗催情 | 心、小腸腎、膀胱 | 上焦下焦 | 頂輪臍輪海底輪 | 任督 | 無 |
| **蝶形花科** | | | | | | | |
| 鷹爪豆 | 苯基酯 | 強心、利尿、止血、麻醉、收縮血管、驅風除濕、放鬆、護膚、高度鼓舞情緒、挑逗催情 | 心、小腸腎、膀胱 | 上焦中焦下焦 | 頂輪心輪臍輪海底輪 | 任督 | 無 |
| **薑科** | | | | | | | |
| 薑 | 倍半萜烯 | 殺菌、抑毒、排痰、滋養神經系統、安神、放鬆、護膚、鼓舞情緒、催情、強化活力 | 腎、膀胱 | 下焦 | 臍輪海底輪 | 任督 | 無 |
| **鳶尾科** | | | | | | | |
| 鳶尾草 | 倍半萜烯酮 | 化痰、止咳、皮膚再生、肌膚保養、消除疤痕、驅蟲、抗黏膜組織發炎、傷口癒合、催情、平衡情緒、安撫心情愉悅 | 肺、大腸腎、膀胱 | 中焦下焦 | 心輪臍輪海底輪 | 任督 | 無 |
| **木樨科** | | | | | | | |
| 茉莉 | 苯基酯 | 止痙、止癢、促進血液循環、幫助消化、止咳、化痰、皮膚再生、調節賀爾蒙、鼓舞情緒、心靈和諧、催情、 | 心、小腸腎、膀胱 | 上焦下焦 | 頂輪臍輪海底輪 | 任督 | 無 |

|  |  | 紓解焦慮 |  |  |  |  |  |
|---|---|---|---|---|---|---|---|

| 豆科 | | | | | | | |
|---|---|---|---|---|---|---|---|
| 靈陵香豆 | 香豆素 | 止痛、止痙、暖身、皮膚再生、疏通活化血液、調節賀爾蒙、安眠、放鬆、平衡情緒、鼓舞情緒、催情、強化活力、催乳 | 肺、大腸腎、膀胱 | 中焦下焦 | 心輪臍輪海底輪 | 任督 | 無 |

| 敗醬科 | | | | | | | |
|---|---|---|---|---|---|---|---|
| 甘松 | 倍半萜烯 | 殺菌、消炎、化痰、止痛、止癢、抗過敏、皮膚再生、疏通活化血液、滋養靜脈血管、調節賀爾蒙、放鬆、安撫心情愉悅、安眠、舒壓 | 心、小腸肺、大腸腎、膀胱 | 上焦中焦下焦 | 眉心輪心輪臍輪海底輪 | 任督 | 無 |

| 胡椒科 | | | | | | | |
|---|---|---|---|---|---|---|---|
| 黑胡椒 | 單萜烯 | 消炎、止痛、止痙、化痰、暖身、疏通活化血液、提高皮膚新陳代謝功能、鼓舞情緒、催情、強化活力、心靈重建 | 肺、大腸腎、膀胱 | 中焦下焦 | 心輪臍輪海底輪 | 任督 | 無 |

| 杜鵑花科 | | | | | | | |
|---|---|---|---|---|---|---|---|
| 白珠樹 | 苯基酯 | 消炎、止痛、止痙、放鬆、催情 | 心、小腸腎、膀胱 | 上焦下焦 | 頂輪臍輪海底輪 | 任督 | 無 |

| 薔薇科 | | | | | | | |
|---|---|---|---|---|---|---|---|
| 玫瑰 | 單萜烯醇 | 殺菌、抑毒、消炎、止痙、提升免疫系統、促進淋巴活動、皮膚再生、傷口治療、安撫情緒、強化心臟與神經、調節賀爾蒙、提神、平衡情緒、 | 心、小腸肺、大腸腎、膀胱 | 中焦下焦 | 心輪臍輪海底輪 | 任督 | 無 |

| | | 催情、舒壓和諧、開啟心靈 | | | | | |
|---|---|---|---|---|---|---|---|

| | | | 牛尨牛兒科 | | | | |
|---|---|---|---|---|---|---|---|
| 天竺葵 | 單萜烯醇 | 殺菌、抑毒、止痛、止痙、提升免疫系統、促進淋巴活動、調理皮膚與黏膜菌叢生態、治療傷口、安撫情緒、調節與強化心臟血管循環、調節血壓、調節賀爾蒙、消腫、平衡情緒、提神、和諧 | 肺、大腸腎、膀胱 | 中焦下焦 | 心輪臍輪海底輪 | 任督 | 無 |

| | | | 檀香科 | | | | |
|---|---|---|---|---|---|---|---|
| 檀香 | 倍半萜烯醇 | 殺菌、消炎、促進新陳代謝、促進淋巴活動、皮膚再生、通經絡、調節賀爾蒙、平衡情緒、提神、和諧、催情 | 心、小腸肝、膽肺、大腸腎、膀胱 | 上焦中焦下焦 | 頂輪眉心輪臍輪海底輪 | 任督 | 無 |

| | | | 番荔枝科 | | | | |
|---|---|---|---|---|---|---|---|
| 依蘭 | 苯基酯 | 止痛、止痙、護膚、調節免疫系統、消炎、止癢、細胞再生、傷口癒合、安撫、平衡情緒、鼓舞情緒、催情 | 肝、膽肺、大腸腎、膀胱 | 中焦下焦 | 心輪臍輪海底輪 | 任督 | 無 |

# 第二節　海底輪的經絡芳香理療實務操作手法

　　海底輪輪脈經絡芳香理療實務操作分兩階段：第一階段是開系統，此階段選穴主要針對海底輪與各經絡交會處穴如氣海俞穴、腎俞穴、肓門穴、犢鼻穴、箕門穴、髀關穴、府舍穴、中注穴、梁門穴、下關穴、大腸穴與上廉穴；第二階段是海底輪輪脈系統內的按摩梳理，此階段選穴主要針對海底輪輪脈系統內穴道，如會陰穴、長強穴、腰俞穴、足五里穴、陰廉穴、急脈穴、衝門穴、曲骨穴、橫骨穴、歸來穴、環跳穴與關元穴，操作手法如下：

## （一）施作區段

　　第一階段是依照氣海俞穴、腎俞穴、肓門穴、犢鼻穴、箕門穴、髀關穴、府舍穴、中注穴、梁門穴、下關穴、大腸穴與上廉穴順序進行開海底輪輪脈系統的理療動作；第二階段則是依照會陰穴、長強穴、腰俞穴、足五里穴、陰廉穴、急脈穴、衝門穴、曲骨穴、橫骨穴、歸來穴、環跳穴與關元穴順序進行按摩疏理海底輪輪脈系統穴道的理療動作。

## （二）點油

　　以對海底輪輪脈系統有功效的精油施作，執行理療時，每一穴點一滴精油，每次精油以指腹螺旋抹勻，頭顱部分勿使精油流下滴落眼精。

## （三）手技（被施作對象採先趴臥後仰躺姿勢）

　　每一穴精油抹勻後，以雙手拇指輕安壓穴道上，其餘雙手四指併攏伏貼於兩側，拇指陰陽對轉方式按摩。

# 第一階段施作順序

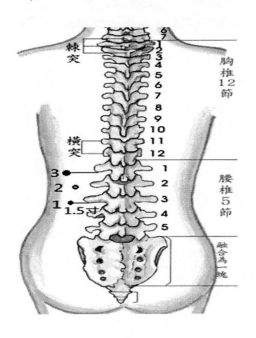

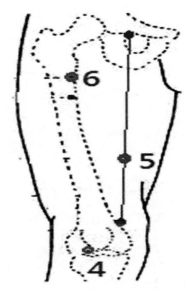

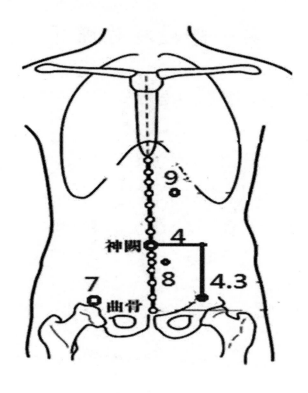

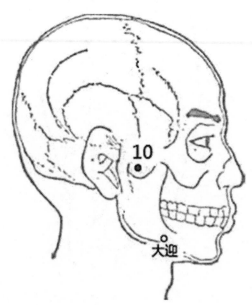

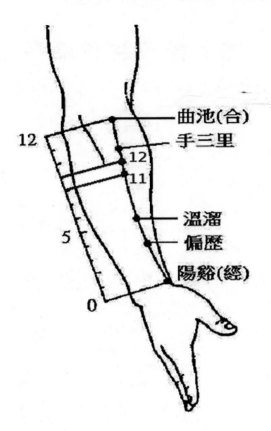

# 第二階段施作順序

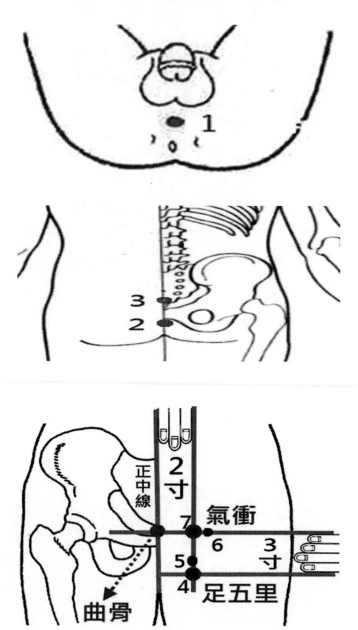

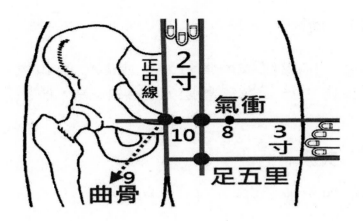

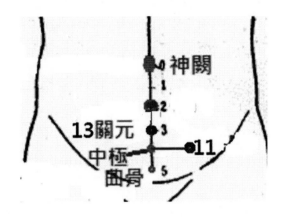

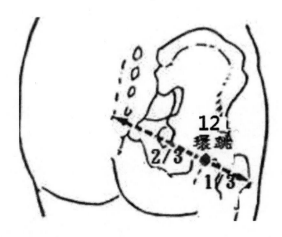

## （四）力道

第一階段腹腰按壓有力，頭顱輕柔和緩，手足適度柔滑；第二階段會陰穴輕柔和緩，腹腰按壓有力。

## （五）次數

施作次數：每一穴位二十次

第六章
腹輪的經絡芳香理療
實務操作

腹輪的基本功能在循環系統失調與下背僵硬的問題，此外則有關生殖系統方面的陽萎、性冷感症狀，以及子宮受孕與功能不彰方面的問題，加上腎臟與膀胱方面泌尿系統失調的相關問題，腹輪的選穴、用油與實務操作手法分節說明如後。

# 第一節　腹輪的選穴與用油

　　腹輪經絡芳香理療實務操作分兩階段：第一階段是開系統，此階段選穴主要針對腹輪輪脈系統穴道，如白環俞穴、中膂俞穴、蠡溝穴、中都穴、地機穴、陰陵泉穴、曲泉穴、血海穴、陰包穴、水道穴、大巨穴與外陵穴，其位置與功效如下表：

| 穴名 | 位　置 | 功效 |
|---|---|---|
| 白環俞 | 薦部薦正中嵴旁開 1.5 寸，與第 4 後薦骨孔相平處，當下髎外方 | 健腰腿、利濕熱 |
| 中膂俞 | 薦部薦正中嵴旁開 1.5 寸，與第 3 後薦骨孔相平處，當中髎外方 | 健腰、止瀉 |
| 蠡溝 | 小腿內側前方，內踝尖上五寸，脛骨內側中央。 | 疏肝理氣、調經活絡 |
| 中都 | 小腿內側面，內踝尖直上 7 寸，脛骨內側面中 | 調經血、理下焦 |
| 地機 | 小腿內側與脛骨內緣後側，陰陵泉下 3 寸 | 利脾理血 |
| 陰陵泉 | 小腿內側，脛骨內側上髁根部下方凹陷處 | 健脾化濕、通利三焦 |
| 曲泉 | 膝內側之膕窩橫紋內側，當股骨內上髁後方，半腱肌與半膜肌止端內側凹陷處 | 清濕熱、理下焦、舒筋活絡 |

| 血海 | 大腿內側前方之股內側肌隆起處 | 理血調經、散風去濕 |
|---|---|---|
| 陰包 | 大腿內側之股薄肌與縫匠肌間凹陷處 | 調經血、理下焦 |
| 水道 | 位於下腹部，臍中下 3 寸（關元），旁開 2 寸處，即天樞下 3 寸 | 通利三焦 |
| 大巨 | 位於下腹部，臍中下 2 寸（石門），旁開 2 寸處，即天樞下 2 寸 | 益氣固精 |
| 外陵 | 位於下腹部，臍中下 1 寸（陰交），旁開 2 寸處，當天樞下 1 寸 | 調理腸胃、通經止痛 |

　　第二階段是腹輪輪脈系統內的按摩疏理，此階段選穴主要針對腹輪輪脈經絡系統內穴道，如關元俞穴、大腸俞穴、腰陽關穴、海俞穴、命門穴、腎俞穴、志室穴、府舍穴、中極穴、大赫穴、關元穴、氣穴穴、石門穴與氣海穴，其位置與功效如下表：

| 穴名 | 位置 | 功效 |
|---|---|---|
| 關元俞 | 腰部第 5 腰椎(L5)棘突下緣同高，旁開 1.5 寸處 | 壯腰培元、通利小便 |
| 大腸俞 | 腰部第 4 腰椎(L4)棘突下緣同高（腰陽關），旁開 1.5 寸處 | 調腸腑、利腰腿 |
| 腰陽關 | 腰部正中線第 4 腰椎(L4)棘突下凹陷處 | 強腰膝、袪寒溼、壯腰補腎 |
| 氣海俞 | 腰部第 3 腰椎(L3)棘突下緣同高，旁開 1.5 寸處 | 調氣血、健腰脊 |
| 命門 | 腰部正中線第 2 腰椎(L2)棘突下凹陷處，其旁為腎俞，約與第 12 肋骨尖端相平 | 培元固本、溫陽補腎、疏調經氣、強健腰膝 |

| 腎俞 | 腰部第 2 腰椎(L2)棘突下緣同高（命門），旁開 1.5 寸處，約與肋弓緣下端相平 | 補益腎氣、利腰脊 |
| 志室 | 腰部第 2 腰椎(L2)棘突下緣同高（命門），旁開 3 寸處，與腎俞和肋弓緣下端相平 | 補腎健腰 |
| 府舍 | 下腹部，臍中下 4.3 寸，旁開 4 寸凹陷處 | 調下焦、散結聚 |
| 中極 | 下腹部，臍中下 4 寸處，當曲骨上 1 寸 | 助陽調經、利膀胱、理下焦、培元氣、助氣化、補腎調氣 |
| 大赫 | 下腹部，臍中下 4 寸（中極），旁開 0.5 寸處 | 理下焦、益腎 |
| 關元 | 下腹部，臍中下 3 寸處 | 溫腎壯陽、培補元氣、通調衝任、培腎固本 |
| 氣穴 | 下腹部，臍中下 3 寸（關元），旁開 0.5 寸處 | 調經、利氣、止瀉 |
| 石門 | 下腹部，臍中下 2 寸處，當關元上 1 寸 | 調經止帶、溫腎壯陽 |
| 氣海 | 下腹部，臍中下 1.5 寸處，當臍中與關元連線的中點 | 升陽補氣、益腎固精、調補下焦、補腎虛、益元氣、固精止遺 |

精油以歸屬腹輪輪脈為主，其主成分、功效和副作用如下表：

| 芸香科 | | | | | | | |
|---|---|---|---|---|---|---|---|
| 品名 | 主成分 | 功效 | 五行歸經 | 三焦 | 七脈 | 任督 | 副作用 |
| 萊姆 | 單萜烯 | 殺菌、消炎、解熱、活血、舒鬱、提神、提升免疫系統 | 肝、膽肺、大腸 | 中焦 | 腹輪 | 任 | 無 |
| 橘 | 單萜烯 | 殺菌、止痙、安眠、舒鬱、疏通活化血液、提升 | 肝、膽 | 中焦 | 腹輪 | 任 | 無 |

| | | | | | | | |
|---|---|---|---|---|---|---|---|
| | | 免疫系統、促進淋巴排毒 | | | | | |
| 橙花 | 單萜烯醇 | 殺菌、抑毒、解熱、止痙、止癢、放鬆、提神、提升免疫系統 | 心、小腸肝、膽肺、大腸 | 上焦中焦 | 眉心輪心輪腹輪 | 任督 | 無 |
| 甜橙 | 單萜烯 | 殺菌、抑毒、解熱、止痙、放鬆、提神、疏通活化血液和淋巴系統、提升免疫系統 | 肝、膽腎、膀胱 | 中焦下焦 | 心輪腹輪 | 任督 | 無 |
| 苦橙 | 單萜烯 | 消炎、鎮靜、止痙、疏通活化血液、幫助消化、安眠、放鬆、調節血壓、提升免疫系統 | 肝、膽脾、胃 | 上焦中焦 | 心輪腹輪 | 任督 | 無 |
| **繖形花科** | | | | | | | |
| 茴香 | 醚 | 殺菌、止痙、健胃、刺激腸蠕動、促進膽汁與乳汁分泌、提神、放鬆、鎮靜 | 肝、膽脾、胃 | 中焦 | 腹輪臍輪 | 任 | 無 |
| **唇形花科** | | | | | | | |
| 薄荷 | 單萜烯醇 | 殺菌、抑毒、解熱、止痙、疏通活化血液、提升免疫系統、護膚、驅蟲、提神、放鬆、平衡情緒、安眠、舒鬱 | 心、小腸脾、胃 | 上焦中焦 | 眉心輪腹輪臍輪 | 任督 | 無 |
| 香蜂草 | 倍半萜烯 | 殺菌、抑毒、消炎、止痙、止痛、鎮靜、強心、調節血壓、提神、放鬆、平衡情緒 | 心、小腸肝、膽 | 上焦中焦 | 心輪腹輪 | 督 | 無 |

| 百里香 | 單萜烯醇 | 殺菌、抑毒、強心、護膚、鼓舞情緒、提升免疫系統、集中注意力 | 肝、膽肺、大腸 | 上焦下焦 | 眉心輪喉輪腹輪海底輪 | 任督 | 酚香與慎<br>百里香<br>百里婦兒<br>百孕幼<br>里用 |
|---|---|---|---|---|---|---|---|
| **桃金孃科** | | | | | | | |
| 西印度月桂 | 丁香酚 | 殺菌、抑毒、消炎、止痙、止痛、促進新陳代謝、疏通活化血液、提升免疫系統、激勵、鼓舞情緒 | 心、小腸肝、膽脾、胃 | 上焦下焦 | 頂輪喉輪腹輪臍輪 | 任督 | 無 |
| 尤加利 | 單萜烯醛 | 殺菌、抑毒、消炎、止痛、驅蟲、激勵、提神、、增加活力恢復疲勞 | 肝、膽肺、大腸 | 上焦中焦 | 眉心輪腹輪臍輪 | 任 | 無 |
| **松科** | | | | | | | |
| 赤松 | 單萜烯 | 消炎、止痙、止痛、強化神經系統、疏通活化血液、提神、抗過敏 | 肝、膽肺、大腸 | 上焦中焦 | 眉心輪腹輪 | 任 | 無 |
| 高山松 | 單萜烯 | 消炎、止痙、止痛、強化神經系統、疏通活化血液、提神、抗過敏 | 肝、膽肺、大腸 | 上焦中焦 | 眉心輪腹輪 | 任 | 無 |
| 巨杉 | 單萜烯 | 殺菌、抑毒、消炎、止痙、止痛、提升免疫系統、解鬱、舒壓、提振精力 | 肝、膽肺、大腸 | 上焦中焦 | 眉心輪腹輪 | 任 | 無 |
| 雪松 | 倍半萜烯 | 消炎、止痛、驅蟲、止癢、稀釋黏液、提神、抗過敏、解鬱、鼓舞情緒 | 心、小腸肝、膽脾、胃 | 上焦中焦 | 喉輪心輪腹輪 | 任 | 無 |

| 柏科 | | | | | | | |
|---|---|---|---|---|---|---|---|
| 杜松 | 單萜烯 | 殺菌、消炎、止痙、止痛、排水、利尿、疏通活化血液、幫助消化、增加活力、集中注意力、醒腦 | 肝、膽脾、胃 | 上焦中焦 | 頂輪眉心輪腹輪 | 任督 | 無 |
| 樟科 | | | | | | | |
| 山雞椒 | 單萜烯醛 | 殺菌、抑毒、消炎、止痙、疏通活化血液、提神、集中注意力、護膚、促進皮膚新陳代謝、幫助消化 | 肝、膽肺、大腸脾、胃 | 上焦中焦 | 心輪腹輪 | 任 | 皮膚過敏 |
| 月桂 | 氧化物 | 殺菌、消炎、化痰、止痙、止痛、提神、鼓舞情緒、增加活力、平衡情緒 | 心、小腸肝、膽肺、大腸 | 上焦中焦 | 頂輪喉輪腹輪 | 任督 | 無 |
| 禾本科 | | | | | | | |
| 檸檬香茅 | 單萜烯醛 | 殺菌、抑毒、消炎、止痛、驅蟲、提升免疫系統、促進消化、集中注意力、提神、強化活力 | 肝、膽 | 中焦 | 腹輪 | 任 | 無 |
| 馬鞭草科 | | | | | | | |
| 檸檬馬鞭草 | 單萜烯醇 | 殺菌、消炎、止痙、提升免疫系統、強化精神、消除恐懼、幫助消化、鼓舞情緒、集中注意力 | 肝、膽脾、胃 | 中焦 | 腹輪 | 任 | 無 |
| 薑科 | | | | | | | |
| 荳蔻 | 氧化物 | 殺菌、抑毒、化痰、止痙、促進消化、強化心臟 | 肝、膽肺、大腸脾、胃 | 上焦中焦 | 喉輪心輪腹輪 | 任 | 無 |

| | | 功能、強化活力、提神、平衡情緒 | | | 臍輪 | | |
|---|---|---|---|---|---|---|---|

# 第二節　腹輪的經絡芳香理療實務操作手法

　　腹輪經絡芳香理療實務操作分兩階段：第一階段是開系統，此階段選穴主要針對腹輪輪脈穴如白環俞穴、中膂俞穴、蠡溝穴、中都穴、地機穴、陰陵泉穴、曲泉穴、血海穴、陰包穴、水道穴、大巨穴與外陵穴；第二階段是腹輪輪脈系統內的按摩疏理，此階段選穴主要針對腹輪輪脈系統內穴道，如關元俞穴、大腸俞穴、腰陽關穴、海俞穴、命門穴、腎俞穴、志室穴、府舍穴、中極穴、大赫穴、關元穴、氣穴穴、石門穴與氣海穴，操作手法如下：

## （一）施作區段

　　第一階段是依照白環俞穴、中膂俞穴、蠡溝穴、中都穴、地機穴、陰陵泉穴、曲泉穴、血海穴、陰包穴、水道穴、大巨穴與外陵穴順序進行開腹輪輪脈系統的理療動作；第二階段則是依照關元俞穴、大腸俞穴、腰陽關穴、海俞穴、命門穴、腎俞穴、志室穴、府舍穴、中極穴、大赫穴、關元穴、氣穴穴、石門穴與氣海穴順序進行按摩疏理腹輪輪脈系統穴道的理療動作。

## （二）點油

以對腹輪輪脈系統有功效的精油施作，執行理療時，每一穴點一滴精油，每次精油以指腹螺旋抹勻。

## （三）手技（被施作對象採先仰躺後趴臥姿勢）

每一穴精油抹勻後，以雙手拇指輕安壓穴道上，其餘雙手四指併攏伏貼於兩側，拇指陰陽對轉方式按摩。

# 第一階段施作順序

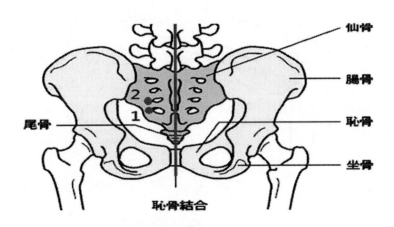

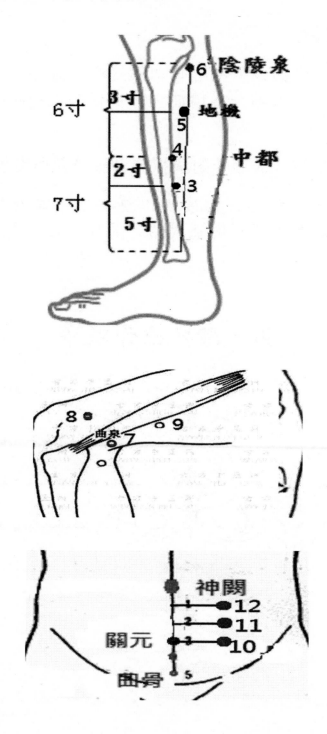

# 第二階段施作順序

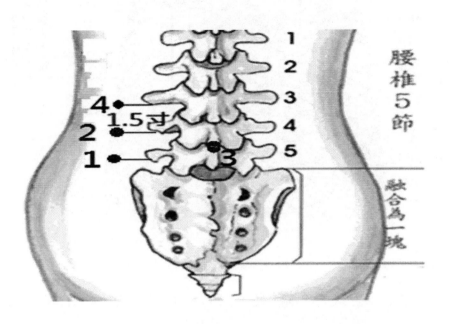

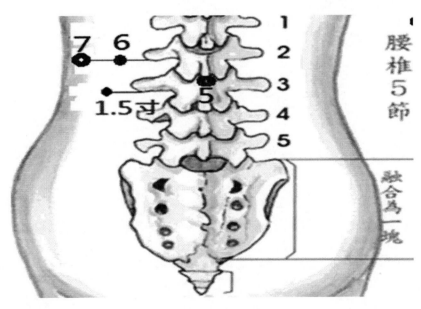

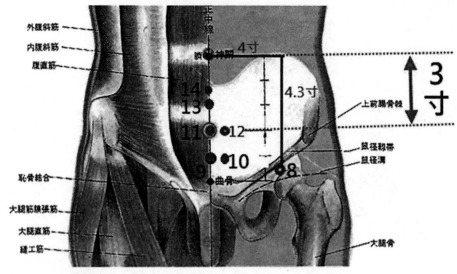

## （四）力道

　　第一階段腹腰按壓有力，手足適度柔滑；第二階段腰背按壓有力。

## （五）次數

　　施作次數：每一穴位二十次

第七章
臍輪的經絡芳香理療
實務操作

臍輪的基本功能在新陳代謝系統與消化系統方面，諸如血醣高低調節功能，以及消化方面的胃潰瘍與消化不良方面的問題，臍輪的選穴、用油與實務操作手法分節說明如後。

# 第一節　臍輪的選穴與用油

　　臍輪經絡芳香理療實務操作分兩階段：第一階段是開系統，此階段選穴主要針對臍輪輪脈穴如手三里穴、中府穴、隱白穴、大都穴、太白穴、梁丘穴、滑肉門穴、太乙穴、關門穴、梁門穴、承滿穴與不容穴，其位置與功效如下表：

| 穴名 | 位置 | 功效 |
|---|---|---|
| 手三里 | 前臂背面橈側，當陽谿與曲池連結線上，肘窩橫紋向下 2 寸處 | 去風通絡、調理腸胃、消腫止痛 |
| 中府 | 前胸部與第 1 肋間等高之鎖骨下窩外側，正中線（華蓋）旁開 6 寸處。 | 宣散肺氣、養陰補脾 |
| 隱白 | 足大趾末節內側，距趾甲角 0.1 寸處 | 調經統血 |
| 大都 | 足內側緣，足大趾本節（第 1 蹠趾關節）前下方赤白肉際凹陷處 | 瀉熱和中 |
| 太白 | 足內側緣，足大趾本節（第 1 蹠趾關節）後下方赤白肉際凹陷處 | 健脾和中 |
| 梁丘 | 大腿外側前方之股外側肌與股直肌肌腱外緣間，亦即髂前上棘與髕骨基部外側端的連線上，髕骨基部向上 2 寸處 | 通經活絡、理氣和胃 |
| 滑肉門 | 上腹部，臍中上 1 寸（水分）旁開 2 寸處，當天樞上 1 寸 | 降逆、健胃止嘔 |

| 太乙 | 上腹部，臍中上 2 寸（下脘）旁開 2 寸處 | 鎮驚化痰、和胃止疼 |
|---|---|---|
| 關門 | 上腹部，臍中上 3 寸（建里）旁開 2 寸處 | 理氣和中、健脾和胃 |
| 梁門 | 上腹部，臍中上 4 寸（中脘）旁開 2 寸處 | 調中和胃、消積化滯 |
| 承滿 | 上腹部，臍中上 5 寸（上脘）旁開 2 寸處 | 和胃理氣 |
| 不容 | 上腹部，臍中上 6 寸（巨闕）旁開 2 寸，當肋弓下緣凹陷處 | 行氣止痛、調中和胃 |

　　第二階段是臍輪經絡系統內的按摩疏理，此階段選穴主要針對臍輪輪脈系統內穴道，如懸樞穴、脊中穴、三焦俞穴、胃俞穴、肓門穴、胃倉穴、神闕穴、水分穴、肓俞穴、天樞穴、大橫穴與帶脈穴，其位置與功效如下表：

| 穴名 | 位置 | 功效 |
|---|---|---|
| 懸樞 | 腰部正中線第 1 腰椎(L1)棘突下凹陷處 | 溫腎健脾、強健腰膝 |
| 脊中 | 背部正中線第 11 胸椎(T11)棘突下凹陷處 | 溫腎健脾 |
| 三焦俞 | 腰部第 1 腰椎（L1）棘突下緣同高（懸樞），旁開 1.5 寸處 | 調三焦、利水道 |
| 胃俞 | 背部第 12 胸椎（T12）棘突下緣同高，旁開 1.5 寸處 | 健脾胃、消積滯、和胃降逆 |
| 肓門 | 腰部第 1 腰椎(L1)棘突下緣同高（懸樞），旁開 3 寸處，近第 12 肋下緣，內與三焦俞相平 | 行氣、活血、通便 |
| 胃倉 | 背部第 12 胸椎（T12）棘突下緣同高，旁開 3 寸處，內與胃俞相平 | 理氣和胃 |
| 神闕 | 腹中部臍窩中央 | 健運脾陽、和胃理腸、溫陽救逆、開竅復甦、 |

| | | 理腸止瀉 |
|---|---|---|
| 水分 | 上腹部正中線臍中上 1 寸處 | 健脾胃、分利水濕、和中理氣 |
| 肓俞 | 腹中部，臍中旁 0.5 寸處 | 溫中理氣 |
| 天樞 | 腹中部，臍中旁 2 寸，腹直肌中 | 調理腸胃、理氣和胃 |
| 大橫 | 腹中部，臍中旁 4 寸，腹直肌外緣凹陷處 | 溫中理腸 |
| 帶脈 | 側腹部第 11 肋游離端(章門)下緣約 1.8 寸，與臍中央同高處 | 調營血、補肝腎、理下焦 |

精油以歸屬臍輪輪脈為主，其主成分、功效和副作用如下表：

| 芸 香 科 | | | | | | | |
|---|---|---|---|---|---|---|---|
| 品名 | 主成分 | 功效 | 五行歸經 | 三焦 | 七脈 | 任督 | 副作用 |
| 佛手柑 | 酯 | 殺菌、抑毒、解熱、止痙、安眠、舒鬱、健胃、提升免疫系統 | 心、小腸肝、膽脾、胃 | 上焦中焦 | 心輪臍輪 | 任督 | 光過敏 |
| 檸檬 | 單萜烯 | 殺菌、消炎、解熱、提神 | 脾、胃 | 中焦 | 臍輪 | 任 | 光過敏 |
| 繖 形 花 科 | | | | | | | |
| 歐白芷根 | 單萜烯 | 殺菌、消炎、止痙、健胃、提升免疫系統、疏通活化血液、鎮靜、舒鬱 | 肝、膽脾、胃 | 上焦中焦 | 眉心輪臍輪 | 任 | 光過敏 |
| 洋茴香籽 | 醚 | 殺菌、止痙、健胃、刺激腸蠕動、促進膽汁與乳汁分泌、提神、放鬆、鎮靜 | 脾、胃 | 中焦 | 臍輪 | 任 | 無 |
| 茴香 | 醚 | 殺菌、止痙、健胃、刺激腸蠕動、促進膽 | 肝、膽脾、胃 | 中焦 | 腹輪臍輪 | 任 | 無 |

| | | 汁與乳汁分泌、提神、放鬆、鎮靜 | | | | | |
|---|---|---|---|---|---|---|---|
| 胡蘿蔔籽 | 倍半萜烯醇 | 消炎、護膚、肌膚細胞再生、強化皮膚免疫系統、提高新陳代謝、調節賀爾蒙、平衡情緒 | 心、小腸腎、膀胱 | 下焦上焦 | 頂輪臍輪 | 督 | 無 |
| 芫荽籽 | 單萜烯醇 | 殺菌、消炎、健胃、緩解疼痛、護膚、鎮靜、提神、平衡情緒 | 心、小腸脾、胃 | 上焦中焦 | 頂輪臍輪 | 任督 | 無 |
| 白松香 | 單萜烯 | 殺菌、消炎、止痙、止痛、潰瘍、消腫、消除經痛 | 腎、膀胱 | 下焦 | 臍輪 | 任 | 無 |
| 歐芹 | 單萜烯氧化物 | 殺菌、消炎、抑毒、通經、強化神經 | 腎、膀胱 | 下焦 | 臍輪 | 任 | 幼兒孕婦禁用 |
| **唇形花科** | | | | | | | |
| 羅勒 | 單萜烯醇 | 殺菌、消炎、止痙、促進消化機能、護膚、放鬆、鎮靜、安眠、提升免疫系統、強化神經系統 | 心、小腸脾、胃 | 上焦中焦 | 頂輪臍輪 | 任督 | 無 |
| 薄荷 | 單萜烯醇 | 殺菌、抑毒、解熱、止痙、疏通活化血液、提升免疫系統、護膚、驅蟲、提神、放鬆、平衡情緒、安眠、舒鬱 | 心、小腸脾、胃 | 上焦中焦 | 眉心輪腹輪臍輪 | 任督 | 無 |
| 快樂鼠尾 | 酯 | 殺菌、止痙、放鬆、平衡情 | 肝、膽腎、膀胱 | 上焦下焦 | 眉心輪 | 任督 | 無 |

| 草 | | 緒、調節賀爾蒙、舒壓、催情、增加活力、啟發靈感 | | | 臍輪海底輪 | | |
|---|---|---|---|---|---|---|---|
| 藿香 | 倍半萜烯 | 止痙、放鬆、滋養肌膚、鼓舞情緒、驅蟲、提神、平衡情緒、催情 | 肝、膽肺、大腸腎、膀胱 | 上焦下焦 | 眉心輪臍輪海底輪 | 任督 | 無 |
| 迷迭香 | 單萜烯酮 | 殺菌、抑毒、消炎、止痛、促進新陳代謝、疏通活化血液、提神、增強記憶力、集中注意力 | 肝、膽脾、胃肺、大腸 | 上焦下焦 | 眉心輪臍輪 | 任督 | 高血壓患者慎用 |
| 牛膝草 | 氧化物 | 殺菌、抑毒、消炎、促進新陳代謝、疏通活化血液、集中注意力、提神 | 肝、膽脾、胃肺、大腸 | 上焦下焦 | 眉心輪喉輪臍輪 | 任督 | 無 |
| **桃金孃科** | | | | | | | |
| 西印度月桂 | 丁香酚 | 殺菌、抑毒、消炎、止痙、止痛、促進新陳代謝、疏通活化血液、提升免疫系統、激勵、鼓舞情緒 | 心、小腸肝、膽脾、胃 | 上焦下焦 | 頂輪喉輪腹輪臍輪 | 任督 | 無 |
| 尤加利 | 單萜烯醛 | 殺菌、抑毒、消炎、止痛、驅蟲、激勵、提神、、增加活力恢復疲勞 | 肝、膽肺、大腸 | 上焦中焦 | 眉心輪腹輪臍輪 | 任 | 無 |
| **柏科** | | | | | | | |
| 杜松 | 單萜烯 | 殺菌、消炎、止痙、止痛、排水、利尿、 | 肝、膽脾、胃 | 上焦中焦 | 頂輪眉心輪 | 任督 | 無 |

| | | | | | 腹輪 | | |
|---|---|---|---|---|---|---|---|
| | | 疏通活化血液、幫助消化、增加活力、集中注意力、醒腦 | | | | | |
| 絲柏 | 單萜烯 | 殺菌、消炎、止痙、止痛、驅蟲、除臭、抗過敏、收斂傷口、擴張支氣管、收縮血管、調節賀爾蒙、提神、醒腦、集中注意力 | 心、小腸肝、膽腎、膀胱 | 上焦下焦 | 頂輪喉輪臍輪 | 任督 | 無 |
| **樟科** | | | | | | | |
| 肉桂（葉皮） | 肉桂醛 | 殺菌、疏通活化血液、止痙、止痛、驅風除濕、暖化體溫、催情 | 肝、膽腎、膀胱 | 下焦 | 臍輪海底輪 | 任督 | 刺激皮膚黏膜 |
| **菊科** | | | | | | | |
| 龍艾 | 醚 | 殺菌、抑毒、提升免疫系統、止痙、促進膽汁分泌幫助消化、放鬆、安撫情緒 | 心、小腸脾、胃 | 上焦中焦 | 眉心輪臍輪 | 任督 | 無 |
| 洋甘菊 | 倍半萜烯 | 殺菌、消炎、止痙、止痛、放鬆、安撫情緒、舒壓、解鬱、提神、助眠 | 心、小腸脾、胃肺、大腸 | 上焦下焦 | 眉心輪喉輪臍輪 | 任督 | 無 |
| **橄欖科** | | | | | | | |
| 沒藥 | 倍半萜烯氧化物 | 殺菌、抑毒、消炎、調節賀爾蒙、細胞再生、傷口癒合、止血、安 | 心、小腸腎、膀胱 | 上焦下焦 | 頂輪臍輪海底輪 | 任督 | 無 |

| | | 神、啟發靈感、治療心靈創傷 | | | | | |
|---|---|---|---|---|---|---|---|

### 禾本科

| 玫瑰草 | 單萜烯醇 | 殺菌、抑毒、保護心血管循環系統、平衡免疫系統、滋養神經系統、護膚肌膚再生、舒壓、安撫情緒、強化活力 | 腎、膀胱 | 下焦 | 臍輪 | 任 | 無 |
|---|---|---|---|---|---|---|---|
| 岩蘭草 | 倍半萜烯 | 殺菌、消炎、滋養靜脈血管、提升免疫系統、止癢、化痰、護膚肌膚再生、調節賀爾蒙、安神、鼓舞情緒、心靈重建 | 腎、膀胱 | 下焦 | 臍輪海底輪 | 任督 | 無 |

### 夾竹桃科

| 緬梔 | 苯基酯 | 殺菌、消炎、抑毒、解熱、降血壓、驅風除濕、放鬆、平衡情緒、啟發靈感、挑逗催情 | 心、小腸腎、膀胱 | 上焦下焦 | 頂輪臍輪海底輪 | 任督 | 無 |
|---|---|---|---|---|---|---|---|

### 蝶形花科

| 鷹爪豆 | 苯基酯 | 強心、利尿、止血、麻醉、收縮血管、驅風除濕、放鬆、護膚、高度鼓舞情緒、挑逗催情 | 心、小腸腎、膀胱 | 上焦中焦下焦 | 頂輪心輪臍輪海底輪 | 任督 | 無 |
|---|---|---|---|---|---|---|---|

| 薑科 | | | | | | | |
|---|---|---|---|---|---|---|---|
| 薑 | 倍半萜烯 | 殺菌、抑毒、排痰、滋養神經系統、安神、放鬆、護膚、鼓舞情緒、催情、強化活力 | 腎、膀胱 | 下焦 | 臍輪 海底輪 | 任督 | 無 |
| 荳蔻 | 氧化物 | 殺菌、抑毒、化痰、止痙、促進消化、強化心臟功能、強化活力、提神、平衡情緒 | 肝、膽 肺、大腸 脾、胃 | 上焦 中焦 | 喉輪 心輪 腹輪 臍輪 | 任 | 無 |
| **鳶尾科** | | | | | | | |
| 鳶尾草 | 倍半萜烯酮 | 化痰、止咳、皮膚再生、肌膚保養、消除疤痕、驅蟲、抗黏膜組織發炎、傷口癒合、催情、平衡情緒、安撫心情愉悅 | 肺、大腸 腎、膀胱 | 中焦 下焦 | 心輪 臍輪 海底輪 | 任督 | 無 |
| **木樨科** | | | | | | | |
| 茉莉 | 苯基酯 | 止痙、止癢、促進血液循環、幫助消化、止咳、化痰、皮膚再生、調節賀爾蒙、鼓舞情緒、心靈和諧、催情、紓解焦慮 | 心、小腸 腎、膀胱 | 上焦 下焦 | 頂輪 臍輪 海底輪 | 任督 | 無 |
| **豆科** | | | | | | | |
| 銀合歡 | 苯基酯 | 止痙、護膚、鼓舞情緒、平衡情緒、激發 | 肺、大腸 | 中焦 | 心輪 | 任 | 無 |

| | | 勇氣 | | | | | |
|---|---|---|---|---|---|---|---|
| 靈陵香豆 | 香豆素 | 止痛、止痙、暖身、皮膚再生、疏通活化血液、調節賀爾蒙、安眠、放鬆、平衡情緒、鼓舞情緒、催情、強化活力、催乳 | 肺、大腸腎、膀胱 | 中焦下焦 | 心輪臍輪海底輪 | 任督 | 無 |
| **敗醬科** | | | | | | | |
| 甘松 | 倍半萜烯 | 殺菌、消炎、化痰、止痛、止癢、抗過敏、皮膚再生、疏通活化血液、滋養靜脈血管、調節賀爾蒙、放鬆、安撫心情愉悅、安眠、舒壓 | 心、小腸肺、大腸腎、膀胱 | 上焦中焦下焦 | 眉心輪心輪臍輪海底輪 | 任督 | 無 |
| **胡椒科** | | | | | | | |
| 黑胡椒 | 單萜烯 | 消炎、止痛、止痙、化痰、暖身、疏通活化血液、提高皮膚新陳代謝功能、鼓舞情緒、催情、強化活力、心靈重建 | 肺、大腸腎、膀胱 | 中焦下焦 | 心輪臍輪海底輪 | 任督 | 無 |
| **杜鵑花科** | | | | | | | |
| 白珠樹 | 苯基酯 | 消炎、止痛、止痙、放鬆、催情 | 心、小腸腎、膀胱 | 上焦下焦 | 頂輪臍輪海底輪 | 任督 | 無 |
| **薔薇科** | | | | | | | |
| 玫瑰 | 單萜烯 | 殺菌、抑毒、 | 心、小腸 | 中焦 | 心輪 | 任 | 無 |

| | 醇 | 消炎、止痙、提升免疫系統、促進淋巴活動、皮膚再生、傷口治療、安撫情緒、強化心臟與神經、調節賀爾蒙、提神、平衡情緒、催情、舒壓和諧、開啟心靈 | 肺、大腸腎、膀胱 | 下焦 | 臍輪海底輪 | 督 | |
| 牛尨牛兒科 | | | | | | | |
| 天竺葵 | 單萜烯醇 | 殺菌、抑毒、止痛、止痙、提升免疫系統、促進淋巴活動、調理皮膚與黏膜菌叢生態、治療傷口、安撫情緒、調節與強化心臟血管循環、調節血壓、調節賀爾蒙、消腫、平衡情緒、提神、和諧 | 肺、大腸腎、膀胱 | 中焦下焦 | 心輪臍輪海底輪 | 任督 | 無 |
| 檀香科 | | | | | | | |
| 檀香 | 倍半萜烯醇 | 殺菌、消炎、促進新陳代謝、促進淋巴活動、皮膚再生、通經絡、調節賀爾蒙、平衡情緒、提神、和諧、催情 | 心、小腸肝、膽肺、大腸腎、膀胱 | 上焦中焦下焦 | 頂輪眉心輪臍輪海底輪 | 任督 | 無 |

| 蘭科 | | | | | | | |
|---|---|---|---|---|---|---|---|
| 香草 | 醛 | 殺菌、抑毒、止痛、止痙、消炎、安眠、平衡情緒、催情、心靈和諧 | 肝、膽肺、大腸腎、膀胱 | 中焦下焦 | 心輪臍輪 | 任 | 無 |
| 番荔枝科 | | | | | | | |
| 依蘭 | 苯基酯 | 止痛、止痙、護膚、調節免疫系統、消炎、止癢、細胞再生、傷口癒合、安撫、平衡情緒、鼓舞情緒、催情 | 肝、膽肺、大腸腎、膀胱 | 中焦下焦 | 心輪臍輪海底輪 | 任督 | 無 |

# 第二節　臍輪的經絡芳香理療實務操作手法

　　臍輪經絡芳香理療實務操作分兩階段：第一階段是開系統，此階段選穴主要針對臍輪輪脈穴如手三里穴、中府穴、隱白穴、大都穴、太白穴、梁丘穴、滑肉門穴、太乙穴、關門穴、梁門穴、承滿穴與不容穴；第二階段是臍輪輪脈系統內的按摩疏理，此階段選穴主要針對臍輪輪脈系統內穴道，如懸樞穴、脊中穴、三焦俞穴、胃俞穴、肓門穴、胃倉穴、神闕穴、水分穴、肓俞穴、天樞穴、大橫穴與帶脈穴，操作手法如下：

## （一）施作區段

　　第一階段是依照手三里穴、中府穴、隱白穴、大都穴、太白穴、梁丘穴、滑肉門穴、太乙穴、關門穴、梁門穴、承滿穴與不容穴順序進行開臍輪輪脈系統的理療動作；第二階段則是依照懸樞穴、脊中穴、三焦俞穴、胃俞穴、肓門穴、胃倉穴、神闕穴、水分穴、肓俞穴、天樞穴、大橫穴與帶脈穴順序進行按摩疏理臍輪輪脈系統穴道的理療動作。

## （二）點油

　　以對臍輪輪脈系統有功效的精油施作，執行理療時，每一穴點一滴精油，每次精油以指腹螺旋抹勻。

## （三）手技（被施作對象採仰躺姿勢）

　　每一穴精油抹勻後，以雙手拇指輕安壓穴道上，其餘雙手四指併攏伏貼於兩側，拇指陰陽對轉方式按摩。

# 第一階段施作順序

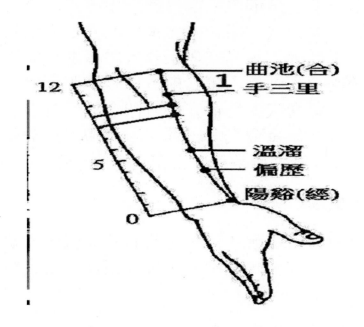

曲池(合)
手三里
溫溜
偏歷
陽谿(經)

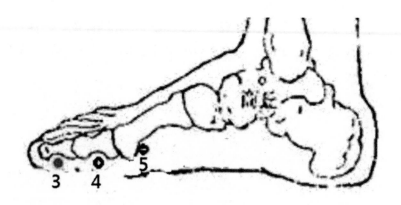

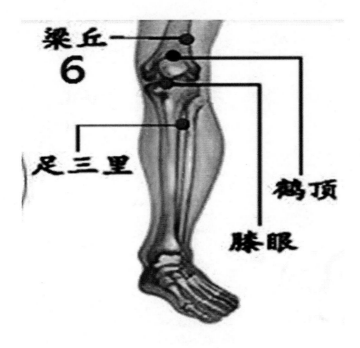

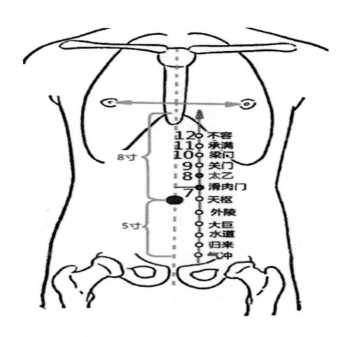

# 第二階段施作順序

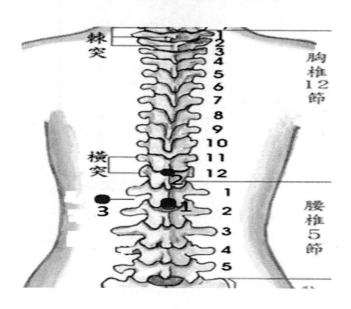

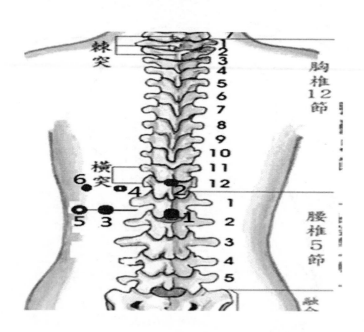

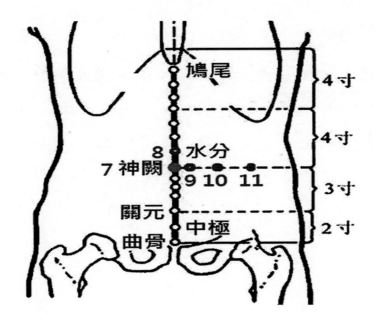

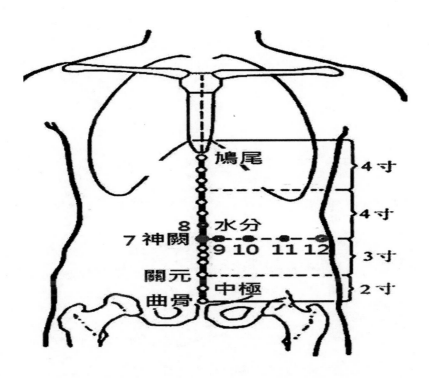

## （四）力道

第一階段腹腰按壓有力，手足適度柔滑；第二階段腹腰按壓有力。

## （五）次數

施作次數：每一穴位二十次

第八章
心輪的經絡芳香理療
實務操作

心輪的基本功能在心血管疾病與血壓不正常的問題，此外就是有關呼吸系統方面的肺功能不彰與氣喘方面的問題，心輪的選穴、用油與實務操作手法分節說明如後。

# 第一節　心輪的選穴與用油

心輪經絡芳香理療實務操作分兩階段：第一階段是開系統，此階段選穴主要針對心輪輪脈穴如魚際穴、神門穴、陽谿穴、太淵穴、經渠穴、列缺穴、少海穴、尺澤穴、肘髎穴、俠白穴、臂臑穴、雲門穴與肩髃穴，其位置與功效如下表：

| 穴名 | 位置 | 功效 |
|---|---|---|
| 魚際 | 手掌第 1 掌骨中央橈側之赤白肉際處 | 清肺熱、利咽喉 |
| 神門 | 腕部腕掌橫紋上，尺側屈腕肌腱橈側凹陷處，當豌豆骨後方 | 寧心安神、養陰固表 |
| 陽谿 | 腕背橈側，伸拇短肌肌腱與伸拇長肌肌腱之間凹陷處，拇指上翹時，當鼻煙窩凹陷處 | 清熱散風、明目利咽 |
| 太淵 | 腕掌側橫紋橈側，橈動脈搏動處。當橈骨莖突與舟狀骨間，即橈側屈腕肌腱與拇長展肌腱之間 | 去風清肺、止咳化痰 |
| 經渠 | 前臂掌面橈側橈骨莖突與橈動脈之間凹陷處，腕掌側橫紋上 1 寸 | 宣肺理氣、止咳平喘 |
| 列缺 | 前臂橈側緣，橈骨莖突上方，腕橫紋上 1.5 寸處，當肱橈肌與拇長展肌腱之間 | 宣肺疏風、通經活絡、通調任脈 |

| | | |
|---|---|---|
| 少海 | 手肘內側，屈肘時肘橫紋內側端與肱骨內上髁連線的中點處 | 通心竅、安神智 |
| 尺澤 | 手肘前方肘橫紋上側，肱二頭肌腱橈側凹陷處 | 清泄肺熱、肅降肺氣 |
| 肘髎 | 手臂外側後方，屈肘時約曲池上方1寸，亦即肱骨外上髁上方及外上髁脊前緣凹陷處 | 疏筋利節 |
| 俠白 | 上臂內側面，肘橫紋上5寸，肱二頭肌外側。當腋窩橫紋下4寸，天府下1寸 | 宣通肺氣 |
| 臂臑 | 上臂外側，三角肌前端；當肩髃與曲池的連線上，曲池上7寸 | 去風通絡、清熱明目 |
| 雲門 | 前胸部肩胛骨喙狀突內側，鎖骨下窩（胸大肌與三角肌之間）凹陷處，距前正中線（璇璣）6寸 | 宣調肺氣 |
| 肩髃 | 肩部三角肌上，臂外展或向前平伸時，當肩峰外緣前端與肱骨大結節間的凹陷處 | 疏風活絡、通利關節、調和氣血 |

　　第二階段是心輪輪脈系統內的按摩梳理，此階段選穴主要針對心輪輪脈系統內穴道，如至陽穴、靈臺穴、神道穴、心俞穴、神堂穴、肩貞穴、臑會穴、膻中穴、神封穴、天池穴、天谿穴與天泉穴，其位置與功效如下表：

| 穴名 | 位置 | 功效 |
|---|---|---|
| 至陽 | 背部正中線第7胸椎(T7)棘突下凹陷處，約與肩胛骨下角相平，其旁為膈俞 | 寬胸利膈、健脾調中、利氣寬胸 |
| 靈臺 | 背部正中線第6胸椎(T6)棘突下凹陷處 | 清熱解毒、宣肺通絡 |
| 神道 | 背部正中線第5胸椎(T5)棘突下凹陷處 | 寧神、清熱、通經止痛 |
| 心俞 | 背部第5胸椎（T5）棘突下緣同高（神道）旁開1.5寸處 | 疏通心絡、調理氣血、寧心安神 |

| 神堂 | 背部第 5 胸椎（T5）棘突下緣同高（神道）旁開 3 寸處，與心俞相平 | 寬胸、寧心 |
| 肩貞 | 肩關節下方後側，臂內收時，腋窩橫紋後端向上 1 寸 | 疏經活絡、去風止痛 |
| 臑會 | 上臂後方當三角肌後下緣凹陷處，即肘尖與肩髎的連線上，肩髎下 3 寸 | 清鬱熱、通經絡、利關節 |
| 膻中 | 胸部正中線，與第 4 肋間同高處 | 調理氣機、宣肺降逆、寬胸化痰、通乳寧神 |
| 神封 | 胸部第 4 肋間，距正中線（膻中）2 寸 | 寬胸利氣、通乳 |
| 天池 | 胸部第 4 肋間，距正中線 5 寸，胸部乳頭外側 1 寸 | 開胸、清肺、止咳、平喘 |
| 天谿 | 胸部第 4 肋間，距正中線 6 寸，胸部乳頭外側 2 寸 | 寬胸、通乳 |
| 天泉 | 上臂內側肱二頭肌的長頭與短頭間凹陷處，即腋窩橫紋前端向下 2 寸處 | 開胸利氣、活血通脈 |

精油以歸屬心輪輪脈為主，其主成分、功效和副作用如下表：

| 芸香科 | | | | | | | |
|---|---|---|---|---|---|---|---|
| 品名 | 主成分 | 功效 | 五行歸經 | 三焦 | 七脈 | 任督 | 副作用 |
| 佛手柑 | 酯 | 殺菌、抑毒、解熱、止痙、安眠、舒鬱、健胃、提升免疫系統 | 心、小腸肝、膽脾、胃 | 上焦中焦 | 心輪臍輪 | 任督 | 光過敏 |
| 橙花 | 單萜烯醇 | 殺菌、抑毒、解熱、止痙、止癢、放鬆、提神、提升免疫系統 | 心、小腸肝、膽肺、大腸 | 上焦中焦 | 眉心輪心輪腹輪 | 任督 | 無 |
| 甜橙 | 單萜烯 | 殺菌、抑毒、解熱、止痙、放鬆、提神、疏通 | 肝、膽腎、膀胱 | 中焦下焦 | 心輪腹輪 | 任督 | 無 |

| | | | | | | | |
|---|---|---|---|---|---|---|---|
| | | 活化血液和淋巴系統、提升免疫系統 | | | | | |
| 苦橙 | 單萜烯 | 消炎、鎮靜、止痙、疏通活化血液、幫助消化、安眠、放鬆、調節血壓、提升免疫系統 | 肝、膽脾、胃 | 上焦中焦 | 心輪腹輪 | 任督 | 無 |
| 桔葉 | 苯基酯 | 消炎、放鬆、止痙、舒壓、安眠、鎮靜 | 肝、膽 | 上焦 | 心輪 | 督 | 無 |
| **唇形花科** | | | | | | | |
| 薰衣草 | 酯 | 殺菌、抑毒、疏通活化血液、提升免疫系統、細胞再生、放鬆、平衡情緒、滋養肌肉組織 | 心、小腸肝、膽 | 上焦 | 頂輪喉輪心輪 | 任督 | 無 |
| 香蜂草 | 倍半萜烯 | 殺菌、抑毒、消炎、止痙、止痛、鎮靜、強心、調節血壓、提神、放鬆、平衡情緒 | 心、小腸肝、膽 | 上焦中焦 | 心輪腹輪 | 督 | 無 |
| 鼠尾草 | 單萜烯酮 | 殺菌、解熱、促進膽汁分泌、促進細胞再生、治療傷口與促進傷口癒合、促進淋巴系統流動、放鬆、醒腦、集中注意力、增強記憶力 | 肝、膽肺、大腸 | 上焦中焦 | 眉心輪心輪 | 任 | 孕婦幼兒禁用 |
| **桃金孃科** | | | | | | | |
| 松紅梅 | 倍半萜烯 | 殺菌、抑毒、消炎、止癢、消腫、促進皮膚黏膜、上皮組織與肉芽組織再生、 | 肝、膽肺、大腸 | 上焦中焦 | 眉心輪心輪 | 督 | 無 |

| | | | | | | | |
|---|---|---|---|---|---|---|---|
| | | 強化神經系統、安神、舒壓 | | | | | |
| 香桃木 | 單萜烯 | 殺菌、化痰、止痛、驅風除濕、提升免疫系統、止痙、疏通活化血液、提神 | 肝、膽肺、大腸 | 上焦中焦 | 喉輪心輪 | 任 | 無 |
| **松科** | | | | | | | |
| 冷杉 | 單萜烯 | 殺菌、消炎、止痙、促進腺體分泌、強化神經、平衡情緒、舒壓、稀釋黏液 | 肺、大腸 | 上焦 | 心輪 | 任 | 無 |
| 雪松 | 倍半萜烯 | 消炎、止痛、驅蟲、止癢、稀釋黏液、提神、抗過敏、解鬱、鼓舞情緒 | 心、小腸肝、膽脾、胃 | 上焦中焦 | 喉輪心輪腹輪 | 任 | 無 |
| **柏科** | | | | | | | |
| 杜松 | 單萜烯 | 殺菌、消炎、止痙、止痛、排水、利尿、疏通活化血液、幫助消化、增加活力、集中注意力、醒腦 | 肝、膽脾、胃 | 上焦中焦 | 頂輪眉心輪腹輪 | 任督 | 無 |
| **樟科** | | | | | | | |
| 山雞椒 | 單萜烯醛 | 殺菌、抑毒、消炎、止痙、疏通活化血液、提神、集中注意力、護膚、促進皮膚新陳代謝、幫助消化 | 肝、膽肺、大腸脾、胃 | 上焦中焦 | 心輪腹輪 | 任 | 皮膚過敏 |
| 桉油樟 | 氧化物 | 殺菌、抑毒、消炎、化痰、促進皮膚新陳代謝、提升免疫系統、調補肌肉神經系統、提神 | 肝、膽肺、大腸 | 上焦中焦 | 喉輪心輪 | 任 | 無 |

| 花梨木 | 單萜烯醇 | 殺菌、抑毒、消炎、強心、提升免疫系統、護膚、提神、放鬆、平衡情緒 | 肝、膽肺、大腸腎、膀胱 | 中焦下焦 | 心輪海底輪 | 任督 | 無 |
|---|---|---|---|---|---|---|---|
| **菊科** | | | | | | | |
| 永久花 | 酯 | 消炎、化痰、止痙、消腫、平衡情緒、促進細胞再生傷口癒合、排除淋巴瘀阻促進排毒、放鬆、安撫情緒 | 心、小腸肝、膽 | 中焦 | 心輪 | 任 | 無 |
| **橄欖科** | | | | | | | |
| 墨西哥沉香木 | 單萜烯醇 | 殺菌、抑毒、止痙、提升免疫系統、護膚、提神、放鬆、平衡情緒 | 心、小腸肝、膽肺、大腸 | 上焦中焦 | 眉心輪心輪 | 任督 | 無 |
| **蝶形花科** | | | | | | | |
| 鷹爪豆 | 苯基酯 | 強心、利尿、止血、麻醉、收縮血管、驅風除濕、放鬆、護膚、高度鼓舞情緒、挑逗催情 | 心、小腸腎、膀胱 | 上焦中焦下焦 | 頂輪心輪臍輪海底輪 | 任督 | 無 |
| **安息香科** | | | | | | | |
| 安息香 | 苯基酯 | 殺菌、抑毒、止痙、消炎、抗氧化、除臭、促進上皮組織形成、和諧心靈、消除恐懼、放鬆 | 肝、膽肺、大腸 | 中焦 | 心輪 | 任 | 無 |
| **薑科** | | | | | | | |
| 荳蔻 | 氧化物 | 殺菌、抑毒、化痰、止痙、促進消化、強化心臟功能、強化活力、提 | 肝、膽肺、大腸脾、胃 | 上焦中焦 | 喉輪心輪腹輪臍輪 | 任 | 無 |

| | | | | | | | |
|---|---|---|---|---|---|---|---|
| | | 神、平衡情緒 | | | | | |

鳶尾科

| 鳶尾草 | 倍半萜烯酮 | 化痰、止咳、皮膚再生、肌膚保養、消除疤痕、驅蟲、抗黏膜組織發炎、傷口癒合、催情、平衡情緒、安撫心情愉悅 | 肺、大腸腎、膀胱 | 中焦下焦 | 心輪臍輪海底輪 | 任督 | 無 |

木樨科

| 桂花 | 倍半萜烯 | 消炎、化痰、止痛、調理肌膚、提高皮膚新陳代謝功能、治療傷口、紓解焦慮、安神、平衡情緒、啟發靈感、開朗心情 | 心、小腸肺、大腸 | 上焦中焦 | 頂輪心輪 | 任督 | 無 |

豆科

| 銀合歡 | 苯基酯 | 止痙、護膚、鼓舞情緒、平衡情緒、激發勇氣 | 肺、大腸 | 中焦 | 心輪 | 任 | 無 |
| 靈陵香豆 | 香豆素 | 止痛、止痙、暖身、皮膚再生、疏通活化血液、調節賀爾蒙、安眠、放鬆、平衡情緒、鼓舞情緒、催情、強化活力、催乳 | 肺、大腸腎、膀胱 | 中焦下焦 | 心輪臍輪海底輪 | 任督 | 無 |

敗醬科

| 甘松 | 倍半萜烯 | 殺菌、消炎、化痰、止痛、止癢、抗過敏、皮膚再生、疏通活化血液、滋養靜脈血管、調節賀爾蒙、放鬆、安 | 心、小腸肺、大腸腎、膀胱 | 上焦中焦下焦 | 眉心輪心輪臍輪海底輪 | 任督 | 無 |

| | | 撫心情愉悅、安眠、舒壓 | | | | | |
|---|---|---|---|---|---|---|---|
| **胡椒科** | | | | | | | |
| 黑胡椒 | 單萜烯 | 消炎、止痛、止痙、化痰、暖身、疏通活化血液、提高皮膚新陳代謝功能、鼓舞情緒、催情、強化活力、心靈重建 | 肺、大腸腎、膀胱 | 中焦下焦 | 心輪臍輪海底輪 | 任督 | 無 |
| **薔薇科** | | | | | | | |
| 玫瑰 | 單萜烯醇 | 殺菌、抑毒、消炎、止痙、提升免疫系統、促進淋巴活動、皮膚再生、傷口治療、安撫情緒、強化心臟與神經、調節賀爾蒙、提神、平衡情緒、催情、舒壓和諧、開啟心靈 | 心、小腸肺、大腸腎、膀胱 | 中焦下焦 | 心輪臍輪海底輪 | 任督 | 無 |
| **牛尨牛兒科** | | | | | | | |
| 天竺葵 | 單萜烯醇 | 殺菌、抑毒、止痛、止痙、提升免疫系統、促進淋巴活動、調理皮膚與黏膜菌叢生態、治療傷口、安撫情緒、調節與強化心臟血管循環、調節血壓、調節賀爾蒙、消腫、平衡情緒、提神、和諧 | 肺、大腸腎、膀胱 | 中焦下焦 | 心輪臍輪海底輪 | 任督 | 無 |

| 金縷梅科 | | | | | | | | |
|---|---|---|---|---|---|---|---|---|
| 蘇合香 | 單萜烯 | 殺菌、抑毒、止痛、排水、止癢、驅蟲、安神、皮膚再生、強化活力 | 肺、大腸 | 中焦 | 心輪 | 任 | 無 |

| 蘭科 | | | | | | | | |
|---|---|---|---|---|---|---|---|---|
| 香草 | 醛 | 殺菌、抑毒、止痛、止痙、消炎、安眠、平衡情緒、催情、心靈和諧 | 肝、膽肺、大腸腎、膀胱 | 中焦下焦 | 心輪臍輪 | 任 | 無 |

| 石蒜科 | | | | | | | | |
|---|---|---|---|---|---|---|---|---|
| 晚香玉 | 醚 | 止痛、止痙、護膚、安撫、平衡情緒、安神、紓解焦慮、感性 | 肝、膽 | 中焦 | 心輪 | 任 | 無 |

| 番荔枝科 | | | | | | | | |
|---|---|---|---|---|---|---|---|---|
| 依蘭 | 苯基酯 | 止痛、止痙、護膚、調節免疫系統、消炎、止癢、細胞再生、傷口癒合、安撫、平衡情緒、鼓舞情緒、催情 | 肝、膽肺、大腸腎、膀胱 | 中焦下焦 | 心輪臍輪海底輪 | 任督 | 無 |

# 第二節　心輪的經絡芳香理療實務操作手法

　　心輪芳香理療實務操作分兩階段：第一階段是開系統，此階段選穴主要針對心輪輪脈穴如魚際穴、神門穴、陽谿穴、太淵穴、經渠穴、列缺穴、少海穴、尺澤穴、肘髎穴、俠白穴、臂臑穴、雲門穴與肩髃穴；第二階段是心輪輪脈系統內的按摩疏理，此階段選穴主要針對心輪輪脈系統內穴道，如至陽穴、靈臺穴、神道穴、心俞穴、神堂穴、肩貞穴、臑會穴、膻中穴、神封穴、天池穴、天谿穴與天泉穴，操作手法如下：

## （一）施作區段

第一階段是依照魚際穴、神門穴、陽谿穴、太淵穴、經渠穴、列缺穴、少海穴、尺澤穴、肘髎穴、俠白穴、臂臑穴、雲門穴與肩髃穴順序進行開心輪輪脈系統的理療動作；第二階段則是依照至陽穴、靈臺穴、神道穴、心俞穴、神堂穴、肩貞穴、臑會穴、膻中穴、神封穴、天池穴、天谿穴與天泉穴順序進行按摩疏理心輪輪脈系統穴道的理療動作。

## （二）點油

以對心輪輪脈系統有功效的精油施作，執行理療時，每一穴點一滴精油，每次精油以指腹螺旋抹勻。

## （三）手技（被施作對象採先仰躺後趴臥姿勢）

每一穴精油抹勻後，以雙手拇指輕安壓穴道上，其餘雙手四指併攏伏貼於兩側，拇指陰陽對轉方式按摩。

## （四）力道

輕柔和緩

## （五）次數

施作次數：每一穴位二十次

# 第一階段施作順序

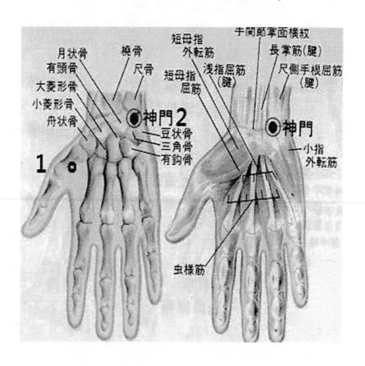

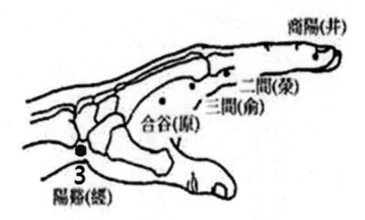

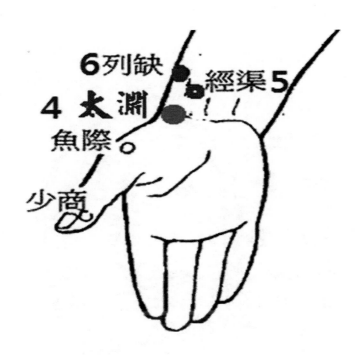

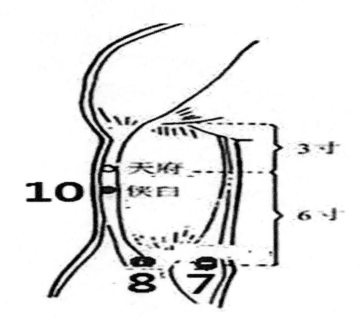

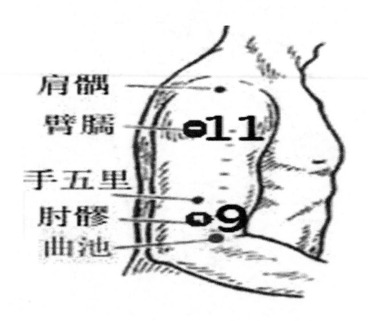

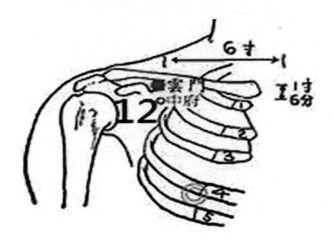

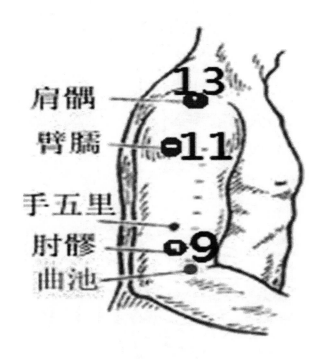

肩髃

臂臑

手五里

肘髎

曲池

# 第二階段施作順序

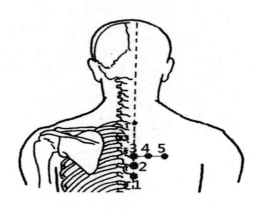

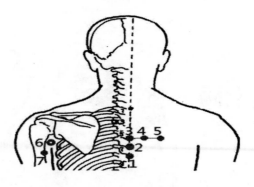

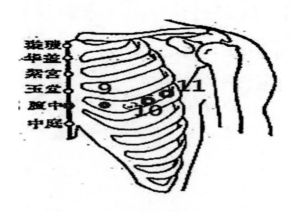

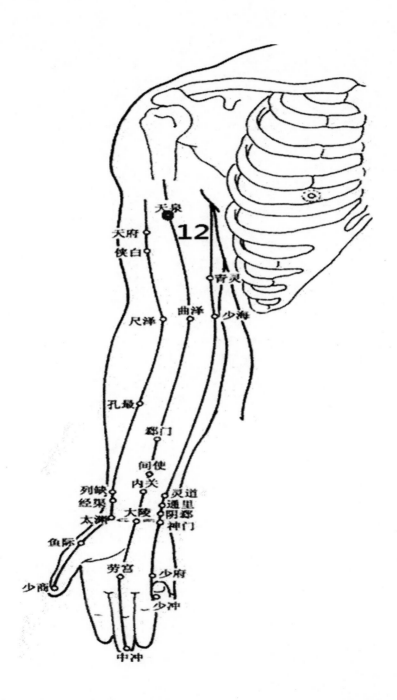

# 第九章
## 喉輪的經絡芳香理療
## 實務操作

喉輪的基本功能在聽覺系統失調與感冒、咽喉疼痛、脖子僵硬的症狀，此外就是有關甲狀腺功能不彰方面的問題、喉輪的選穴、用油與實務操作手法分節說明如後。

# 第一節　喉輪的選穴與用油

　　喉輪芳香理療實務操作分兩階段：第一階段是開系統，此階段選穴主要針對喉輪輪脈穴如關衝穴、少澤穴、少商穴、後谿穴、陽谿穴、四瀆穴、魄戶穴、耳門穴、聽宮穴、翳風穴、俞府穴與或中穴，其位置與功效如下表：

| 穴名 | 位置 | 功效 |
|---|---|---|
| 關衝 | 手無名指末節尺側，近指甲角 0.1 寸處 | 清熱、開竅、利喉舌 |
| 少澤 | 小指末節尺側，近指甲角 0.1 寸處 | 清熱利咽、通乳、通經活絡、開竅 |
| 少商 | 手拇指末節橈側，近指甲角 0.1 寸處 | 清熱、利咽、回陽救逆 |
| 後谿 | 手掌，小指第 5 掌指關節遠端尺側赤白肉際處。握拳時，當遠端掌紋之尺側端 | 散風疏筋、通督脈、寧心安神、清熱利咽 |
| 陽谿 | 腕背橈側，伸拇短肌肌腱與伸拇長肌肌腱之間凹陷處，拇指上翹時，當鼻煙窩凹陷處 | 清熱散風、明目利咽 |
| 四瀆 | 前臂伸側面喉狀突前五寸，尺、橈骨間，當外關與肘尖連線上 | 清咽喉、通耳竅 |
| 魄戶 | 背部第 3 胸椎（T3）棘突下緣同高（身柱），旁開 3 寸 | 散風理肺、平喘止咳 |

| 耳門 | 面部，耳珠上切跡與顳下頜骨髁狀突間，張口呈凹陷處 | 開竅益聰、疏通經絡 |
| --- | --- | --- |
| 聽宮 | 面部，耳珠中央前，顳下頜骨髁狀突後方，張口時呈凹陷處 | 通經活絡、益聰開竅 |
| 翳風 | 耳垂後方，乳突下端前方凹陷處 | 散風熱、聰耳竅、通經絡 |
| 俞府 | 胸部鎖骨下緣，胸正中線（璇璣）旁開 2 寸凹陷處 | 利氣、止咳平喘 |
| 彧中 | 胸部第一肋間，正中線（華蓋）旁 2 寸凹陷處 | 利氣、止咳平喘 |

　　第二階段是喉輪輪脈系統內的按摩梳理，此階段選穴主要針對喉輪輪脈系統內穴道，如瘂門穴、大椎穴、肩中俞穴、承漿穴、廉泉穴、天突穴、人迎穴、水突穴、氣舍穴、扶突穴、天鼎穴、天容穴與天窗穴，其位置與功效如下表：

| 穴名 | 位置 | 功效 |
| --- | --- | --- |
| 瘂門 | 項部正中線後髮際直上 0.5 寸凹陷處，約當第 1 頸椎(C1)（環椎）後弓與第 2 頸椎(C2)棘突之間 | 開竅醒神、安神 |
| 大椎 | 項背正中線第 7 頸椎(C7)棘突下凹陷中 | 疏風解表、清熱通陽、疏風散寒、理氣降逆、鎮靜安神、醒腦解痙 |
| 肩中俞 | 背部，第 7 頸椎(C7)棘突下（大椎），旁開 2 寸處 | 散風疏筋、宣肺止咳 |
| 承漿 | 面部下唇，頦唇溝正中凹陷處 | 去風通絡、通調任督 |
| 廉泉 | 頸前正中線喉結正上方，舌骨上緣凹陷處。約下頦正中與喉結連線的中點 | 利喉舌、清咽開音 |
| 天突 | 頸前正中線，胸骨上窩中央 | 宣肺止咳、降逆化痰、清利咽喉、利咽清音 |

| 人迎 | 頸部結喉旁，與甲狀腺軟骨上緣同高，胸鎖乳突肌前緣，頸總動脈搏動處 | 通脈、降逆、理氣、清熱平喘 |
| 水突 | 頸部，與環狀軟骨同高，胸鎖乳突肌前緣 | 降逆平喘、清咽 |
| 氣舍 | 頸部，鎖骨胸骨頭端上方，胸鎖乳突肌的胸骨頭與鎖骨頭之間凹陷處；當鎖骨上小窩中 | 散結降逆、清咽止痛 |
| 扶突 | 頸外側部，結喉旁，與甲狀腺軟骨上緣同高，胸鎖乳突肌的前、後緣間 | 宣理肺氣、利咽喉 |
| 天鼎 | 頸外側部，與環狀軟骨同高，胸鎖乳突肌後緣；當結喉旁，約扶突與缺盆連線的中點處 | 理氣化痰、清咽利膈 |
| 天容 | 頸外側部，下頜角後方，胸鎖乳突肌前方凹陷處 | 清咽聰耳 |
| 天窗 | 頸外側部，與甲狀腺軟骨上緣同高，胸鎖乳突肌後緣處。 | 散風清熱 |

精油以歸屬喉輪輪脈為主，其主成分、功效和副作用如下表：

| 芸香科 | | | | | | | |
|---|---|---|---|---|---|---|---|
| 品名 | 主成分 | 功效 | 五行歸經 | 三焦 | 七脈 | 任督 | 副作用 |
| 葡萄柚 | 單萜烯 | 殺菌、止咳、解熱、止痙、活血、舒鬱、提神、利尿、提升免疫系統 | 心、小腸肝、膽 | 上焦中焦 | 眉心輪喉輪 | 任 | 無 |
| 唇形花科 | | | | | | | |
| 薰衣草 | 酯 | 殺菌、抑毒、疏通活化血液、提升免疫系統、細胞再生、放鬆、平衡情緒、滋養肌肉組織 | 心、小腸肝、膽 | 上焦 | 頂輪喉輪心輪 | 任督 | 無 |

| | | | | | | | |
|---|---|---|---|---|---|---|---|
| 馬鬱蘭 | 單萜烯 | 殺菌、止痛、鎮靜、平衡情緒、滋養副交感神經系統、療養呼吸系統 | 肝、膽肺、大腸 | 上焦 | 眉心輪喉輪 | 任督 | 無 |
| 百里香 | 單萜烯醇 | 殺菌、抑毒、強心、護膚、鼓舞情緒、提升免疫系統、集中注意力 | 肝、膽肺、大腸 | 上焦下焦 | 眉心輪喉輪腹輪海底輪 | 任督 | 酚里香與慎百里香孕婦幼兒用 |
| 牛膝草 | 氧化物 | 殺菌、抑毒、消炎、促進新陳代謝、疏通活化血液、集中注意力、提神 | 肝、膽脾、胃肺、大腸 | 上焦下焦 | 眉心輪喉輪臍輪 | 任督 | 無 |
| 桃金孃科 | | | | | | | |
| 西印度月桂 | 丁香酚 | 殺菌、抑毒、消炎、止痙、止痛、促進新陳代謝、疏通活化血液、提升免疫系統、激勵、鼓舞情緒 | 心、小腸肝、膽脾、胃 | 上焦下焦 | 頂輪喉輪腹輪臍輪 | 任督 | 無 |
| 白千層 | 氧化物 | 殺菌、抑毒、止咳化痰、解熱、提升免疫系統、促進呼吸系統循環、鎮靜神經肌肉疼痛、集中注意力、激勵 | 心、小腸肝、膽肺、大腸 | 上焦中焦 | 眉心輪喉輪 | 任 | 無 |
| 香桃木 | 單萜烯 | 殺菌、化痰、止痛、驅風除濕、提升免疫系統、止痙、疏通活化血液、提神 | 肝、膽肺、大腸 | 上焦中焦 | 喉輪心輪 | 任 | 無 |
| 茶樹 | 單萜烯 | 殺菌、抑毒、消炎、止痛、驅蟲、止癢、提升免疫系統、疏通活化血液、排 | 肺、大腸 | 上焦 | 喉輪 | 任 | 無 |

| | | 水、促進皮膚再生、安神、增加活力 | | | | | |
|---|---|---|---|---|---|---|---|

| 松科 | | | | | | | |
|---|---|---|---|---|---|---|---|
| 雪松 | 倍半萜烯 | 消炎、止痛、驅蟲、止癢、稀釋黏液、提神、抗過敏、解鬱、鼓舞情緒 | 心、小腸肝、膽脾、胃 | 上焦中焦 | 喉輪心輪腹輪 | 任 | 無 |

| 柏科 | | | | | | | |
|---|---|---|---|---|---|---|---|
| 絲柏 | 單萜烯 | 殺菌、消炎、止痙、止痛、驅蟲、除臭、抗過敏、收斂傷口、擴張支氣管、收縮血管、調節賀爾蒙、提神、醒腦、集中注意力 | 心、小腸肝、膽腎、膀胱 | 上焦下焦 | 頂輪喉輪臍輪 | 任督 | 無 |

| 樟科 | | | | | | | |
|---|---|---|---|---|---|---|---|
| 月桂 | 氧化物 | 殺菌、消炎、化痰、止痙、止痛、提神、鼓舞情緒、增加活力、平衡情緒 | 心、小腸肝、膽肺、大腸 | 上焦中焦 | 頂輪喉輪腹輪 | 任督 | 無 |
| 桉油樟 | 氧化物 | 殺菌、抑毒、消炎、化痰、促進皮膚新陳代謝、提升免疫系統、調補肌肉神經系統、提神 | 肝、膽肺、大腸 | 上焦中焦 | 喉輪心輪 | 任 | 無 |

| 菊科 | | | | | | | |
|---|---|---|---|---|---|---|---|
| 洋甘菊 | 倍半萜烯 | 殺菌、消炎、止痙、止痛、放鬆、安撫情緒、舒壓、解鬱、提神、助眠 | 心、小腸脾、胃肺、大腸 | 上焦下焦 | 眉心輪喉輪臍輪 | 任督 | 無 |
| 西洋耆草 | 倍半萜烯 | 殺菌、消炎、止痙、傷口結痂、放鬆、強化活力 | 肺、大腸 | 上焦 | 喉輪 | 任 | 無 |

| 薑科 | | | | | | | |
|---|---|---|---|---|---|---|---|
| 荳蔻 | 氧化物 | 殺菌、抑毒、化痰、止痙、促進消化、強化心臟功能、<br>強化活力、提神、平衡情緒 | 肝、膽<br>肺、大腸<br>脾、胃 | 上焦<br>中焦 | 喉輪<br>心輪<br>腹輪<br>臍輪 | 任 | 無 |

# 第二節　喉輪的經絡芳香理療實務操作手法

　　喉輪經絡芳香理療實務操作分兩階段：第一階段是開系統，此階段選穴主要針對喉輪輪脈穴如關衝穴、少澤穴、少商穴、後谿穴、陽谿穴、四瀆穴、魄戶穴、耳門穴、聽宮穴、翳風穴、俞府穴與或中穴；第二階段是喉輪輪脈系統內的按摩疏理，此階段選穴主要針對喉輪輪脈系統內穴道，如天瘂門穴、大椎穴、肩中俞穴、承漿穴、廉泉穴、天突穴、人迎穴、水突穴、氣舍穴、扶突穴、天鼎穴、天容穴與天窗穴，操作手法如下：

## （一）施作區段

　　第一階段是依照關衝穴、少澤穴、少商穴、後谿穴、陽谿穴、四瀆穴、魄戶穴、耳門穴、聽宮穴、翳風穴、俞府穴與或中穴順序進行開喉輪輪脈系統的理療動作；第二階段則是依照天瘂門穴、大椎穴、肩中俞穴、承漿穴、廉泉穴、天突穴、人迎穴、水突穴、氣舍穴、扶突穴、天鼎穴、天容穴與天窗穴順序進行按摩疏理喉輪輪脈系統穴道的理療動作。

## （二）點油

以對喉輪輪脈系統有功效的精油施作，執行理療時，每一穴點一滴精油，每次精油以指腹螺旋抹勻，頭顱部分勿使精油流下滴落眼精。

## （三）手技（被施作對象採仰躺姿勢）

每一穴精油抹勻後，以雙手拇指輕安壓穴道上，其餘雙手四指併攏伏貼於兩側，拇指陰陽對轉方式按摩。

## （四）力道

輕柔和緩

## （五）次數

施作次數：每一穴位二十次

# 第一階段施作順序

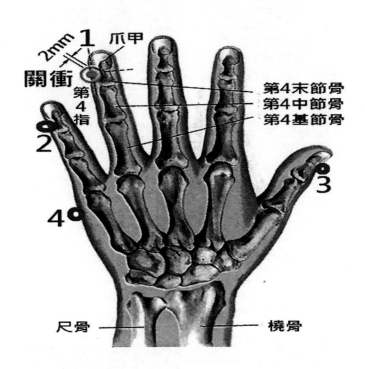

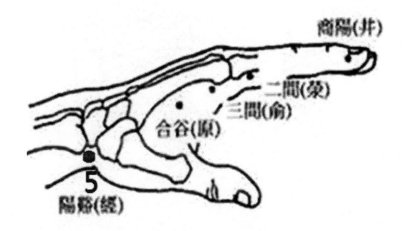

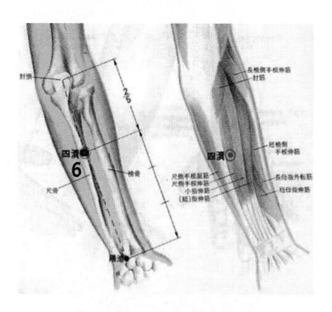

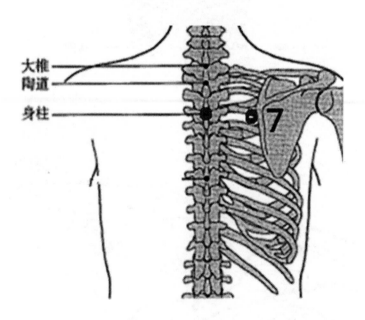

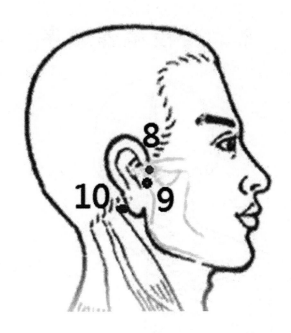

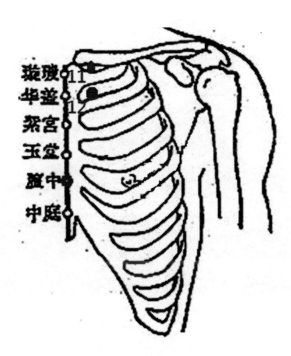

# 第二階段施作順序

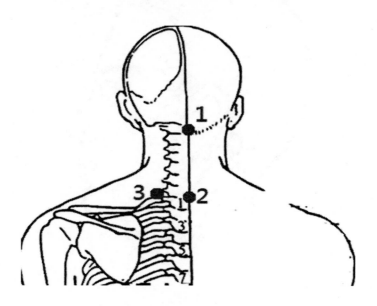

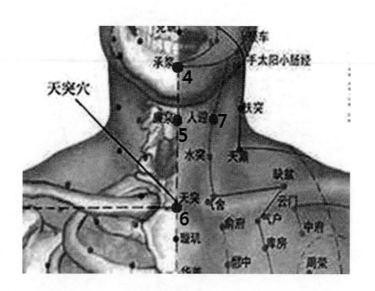

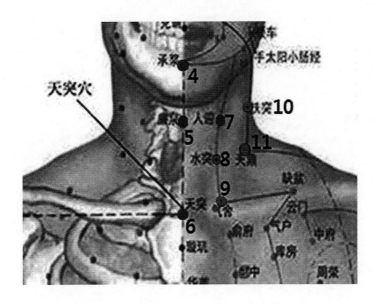

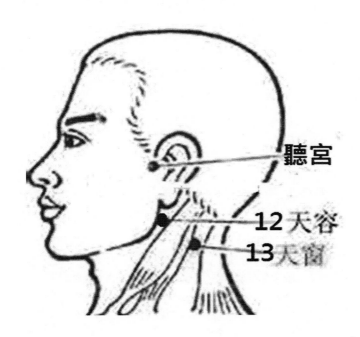

# 第十章
# 眉心輪的經絡芳香理療
# 實務操作

眉心輪的基本功能在環境覺知方面，此外就是視覺系統方面的眼睛功能與視覺模糊，以及腦神經方面的頭痛，睡眠障礙與惡夢方面的問題，眉心輪的選穴、用油與實務操作手法分節說明如後。

# 第一節　眉心輪的選穴與用油

　　眉心輪經絡芳香理療實務操作分兩階段：第一階段是開系統，此階段選穴主要針對眉心輪輪脈穴如風池穴、完骨穴、目窗穴、曲差穴、陽白穴、京骨穴、申脈穴、照海穴、崑崙穴、肝俞穴、天柱穴、中衝穴與養老穴，其位置與功效如下表：

| 穴名 | 位置 | 功效 |
| --- | --- | --- |
| 風池 | 後頸部枕骨下方，斜方肌與胸鎖乳突肌起端間凹陷處。約當風府與翳風之間 | 去風解表、清頭明目、利官竅 |
| 完骨 | 頭部，耳後乳突後側下方凹陷處。約與風府相平 | 去風清熱、止痛明目 |
| 目窗 | 頭頂部，前髮際後 2 寸，以及瞳孔線的交點處 | 散風熱、清頭明目 |
| 曲差 | 頭部，前髮際正中向上 0.5 寸（神庭）旁開 1.5 寸處 | 去風、明目 |
| 陽白 | 前額部，瞳孔直上，眉毛向上 1 寸凹陷處，當眉中點直上至前髮際之間的下 1/3 折點 | 去風散火、宣氣明目 |
| 京骨 | 足外側部，第 5 蹠骨粗隆遠端下方赤白肉際處 | 去風熱、清頭目、利腰肺 |
| 申脈 | 足外側部，外踝尖端下方 | 利腰腿、清頭目 |

| 照海 | 足內側部，內踝尖端正下 1 寸，當內踝與距骨相接的凹陷處 | 滋陰補腎、利咽明目 |
|---|---|---|
| 崑崙 | 足關節外側後方，當外踝尖端與跟腱之間凹陷處 | 利腰腿、舒筋、降氣逆、清頭目 |
| 肝俞 | 背部第 9 胸椎（T9）棘突下緣同高（筋縮）旁開 1.5 寸處 | 舒肝利膽、清頭明目 |
| 天柱 | 與後頸第 2 頸椎（C2）棘突上緣同高，斜方肌外緣凹陷處 | 疏風開表、清熱、清頭目 |
| 中衝 | 手中指末節前端中央 | 開竅蘇厥、清心退熱 |
| 養老 | 前臂背面尺側，尺骨小頭近端橈側凹陷處，腕背橫紋上 1 寸處 | 舒筋明目 |

　　第二階段是眉心輪輪脈系統內的按摩疏理，此階段選穴主要針對眉心輪輪脈系統內穴道，如腦戶穴、玉枕穴、腦空穴、浮白穴、頭竅陰穴、顱息穴、攢竹穴、睛明穴、承泣穴、絲竹空穴、瞳子髎穴與和髎穴，其位置與功效如下表：

| 穴名 | 位置 | 功效 |
|---|---|---|
| 腦戶 | 頭部，枕外隆凸上緣凹陷處，約正中線後髮際上 2.5 寸，風府直上 1.5 寸 | 清熱散風、舒解腦府、開竅 |
| 玉枕 | 後頭部，與枕外隆凸上緣相平，正中線向外約 1.3 寸凹陷處 | 清頭目、開鼻竅 |
| 腦空 | 後頭部，與枕外隆凸上緣相平，正中線向外約 2.25 寸 | 去頭風、通鼻竅 |
| 浮白 | 頭部，耳後乳突的後上方耳根上緣後入髮際 1 寸處 | 去風活絡、清頭目 |
| 頭竅陰 | 頭部，耳後乳突基部後上方凹陷處 | 清熱散風、通關開竅 |
| 顱息 | 頭部，翳風與角孫沿耳輪廓所連弧線上 1/3 之耳根後緣與耳後髮際間。 | 散風、通竅、鎮驚 |
| 攢竹 | 面部，眉頭凹陷處，當眶上切跡處 | 去風、泄熱、明目 |

| 晴明 | 面部，內眼角稍上方凹陷處，當上瞼部眼眶內側緣與眼球之間空隙部 | 明目、去風 |
|---|---|---|
| 承泣 | 面部，眼球與下眼眶間之瞳孔線上凹陷處 | 散風泄火、舒邪明目 |
| 絲竹空 | 面部，眉毛外端凹陷處 | 散風止痛、清頭明目 |
| 瞳子髎 | 面部，外眼角向外 0.5 寸凹陷處。 | 疏散風熱、明目止痛 |
| 和髎 | 頭顳部鬢髮後緣，即耳殼根部前方，以及顳淺動脈後方處 | 去風、通絡 |

精油以歸屬眉心輪輪脈為主，其主成分、功效和副作用如下表：

| 芸香科 | | | | | | | |
|---|---|---|---|---|---|---|---|
| 品名 | 主成分 | 功效 | 五行歸經 | 三焦 | 七脈 | 任督 | 副作用 |
| 葡萄柚 | 單萜烯 | 殺菌、止咳、解熱、止痙、活血、舒鬱、提神、利尿、提升免疫系統 | 心、小腸肝、膽 | 上焦中焦 | 眉心輪喉輪 | 任 | 無 |
| 橙花 | 單萜烯醇 | 殺菌、抑毒、解熱、止痙、止癢、放鬆、提神、提升免疫系統 | 心、小腸肝、膽肺、大腸 | 上焦中焦 | 眉心輪心輪腹輪 | 任督 | 無 |
| 繖形花科 | | | | | | | |
| 歐白芷根 | 單萜烯 | 殺菌、消炎、止痙、健胃、提升免疫系統、疏通活化血液、鎮靜、舒鬱 | 肝、膽脾、胃 | 上焦中焦 | 眉心輪臍輪 | 任 | 光過敏 |
| 唇形花科 | | | | | | | |
| 薄荷 | 單萜烯醇 | 殺菌、抑毒、解熱、止痙、疏通活化血液、提升免疫系統、護膚、驅蟲、提 | 心、小腸脾、胃 | 上焦中焦 | 眉心輪腹輪臍輪 | 任督 | 無 |

| | | 神、放鬆、平衡情緒、安眠、舒鬱 | | | | | |
|---|---|---|---|---|---|---|---|
| 馬鬱蘭 | 單萜烯 | 殺菌、止痛、鎮靜、平衡情緒、滋養副交感神經系統、療養呼吸系統 | 肝、膽肺、大腸 | 上焦 | 眉心輪喉輪 | 任督 | 無 |
| 快樂鼠尾草 | 酯 | 殺菌、止痙、放鬆、平衡情緒、調節賀爾蒙、舒壓、催情、增加活力、啟發靈感 | 肝、膽腎、膀胱 | 上焦下焦 | 眉心輪臍輪海底輪 | 任督 | 無 |
| 鼠尾草 | 單萜烯酮 | 殺菌、解熱、促進膽汁分泌、促進細胞再生、治療傷口與促進傷口癒合、促進淋巴系統流動、放鬆、醒腦、集中注意力、增強記憶力 | 肝、膽肺、大腸 | 上焦中焦 | 眉心輪心輪 | 任 | 孕婦幼兒禁用 |
| 藿香 | 倍半萜烯 | 止痙、放鬆、滋養肌膚、鼓舞情緒、驅蟲、提神、平衡情緒、催情 | 肝、膽肺、大腸腎、膀胱 | 上焦下焦 | 眉心輪臍輪海底輪 | 任督 | 無 |
| 迷迭香 | 單萜烯酮 | 殺菌、抑毒、消炎、止痛、促進新陳代謝、疏通活化血液、提神、增強記憶力、集中注意力 | 肝、膽脾、胃肺、大腸 | 上焦下焦 | 眉心輪臍輪 | 任督 | 高血壓患者慎用 |
| 百里香 | 單萜烯醇 | 殺菌、抑毒、強心、護膚、鼓舞情緒、提升免疫系統、集中注意力 | 肝、膽肺、大腸 | 上焦下焦 | 眉心輪喉輪腹輪海底輪 | 任督 | 百里酚百里香孕婦與幼兒慎用 |
| 牛膝草 | 氧化物 | 殺菌、抑毒、消炎、促進新陳代 | 肝、膽脾、胃 | 上焦下焦 | 眉心輪 | 任督 | 無 |

| | | 謝、疏通活化血液、集中注意力、提神 | 肺、大腸 | | 喉輪臍輪 | | |
|---|---|---|---|---|---|---|---|
| <td colspan="8" align="center">**桃金孃科**</td> |
| 白千層 | 氧化物 | 殺菌、抑毒、止咳化痰、解熱、提升免疫系統、促進呼吸系統循環、鎮靜神經肌肉疼痛、集中注意力、激勵 | 心、小腸肝、膽肺、大腸 | 上焦中焦 | 眉心輪喉輪 | 任 | 無 |
| 尤加利 | 單萜烯醛 | 殺菌、抑毒、消炎、止痛、驅蟲、激勵、提神、增加活力恢復疲勞 | 肝、膽肺、大腸 | 上焦中焦 | 眉心輪腹輪臍輪 | 任 | 無 |
| 松紅梅 | 倍半萜烯 | 殺菌、抑毒、消炎、止癢、消腫、促進皮膚黏膜、上皮組織與肉芽組織再生、強化神經系統、安神、舒壓 | 肝、膽肺、大腸 | 上焦中焦 | 眉心輪心輪 | 督 | 無 |
| <td colspan="8" align="center">**松科**</td> |
| 赤松 | 單萜烯 | 消炎、止痙、止痛、強化神經系統、疏通活化血液、提神、抗過敏 | 肝、膽肺、大腸 | 上焦中焦 | 眉心輪腹輪 | 任 | 無 |
| 高山松 | 單萜烯 | 消炎、止痙、止痛、強化神經系統、疏通活化血液、提神、抗過敏 | 肝、膽肺、大腸 | 上焦中焦 | 眉心輪腹輪 | 任 | 無 |
| 巨杉 | 單萜烯 | 殺菌、抑毒、消炎、止痙、止痛、提升免疫系統、解鬱、舒壓、提振精力 | 肝、膽肺、大腸 | 上焦中焦 | 眉心輪腹輪 | 任 | 無 |

| 菊科 | | | | | | |
|---|---|---|---|---|---|---|
| 龍艾 | 醚 | 殺菌、抑毒、提升免疫系統、止痙、促進膽汁分泌幫助消化、放鬆、安撫情緒 | 心、小腸脾、胃 | 上焦中焦 | 眉心輪臍輪 | 任督 | 無 |
| 洋甘菊 | 倍半萜烯 | 殺菌、消炎、止痙、止痛、放鬆、安撫情緒、舒壓、解鬱、提神、助眠 | 心、小腸脾、胃肺、大腸 | 上焦下焦 | 眉心輪喉輪臍輪 | 任督 | 無 |
| 橄欖科 | | | | | | |
| 墨西哥沉香木 | 單萜烯醇 | 殺菌、抑毒、止痙、提升免疫系統、護膚、提神、放鬆、平衡情緒 | 心、小腸肝、膽肺、大腸 | 上焦中焦 | 眉心輪心輪 | 任督 | 無 |
| 敗醬科 | | | | | | |
| 甘松 | 倍半萜烯 | 殺菌、消炎、化痰、止痛、止癢、抗過敏、皮膚再生、疏通活化血液、滋養靜脈血管、調節賀爾蒙、放鬆、安撫心情愉悅、安眠、舒壓 | 心、小腸肺、大腸腎、膀胱 | 上焦中焦下焦 | 眉心輪心輪臍輪海底輪 | 任督 | 無 |
| 檀香科 | | | | | | |
| 檀香 | 倍半萜烯醇 | 殺菌、消炎、促進新陳代謝、促進淋巴活動、皮膚再生、通經絡、調節賀爾蒙、平衡情緒、提神、和諧、催情 | 心、小腸肝、膽肺、大腸腎、膀胱 | 上焦中焦下焦 | 頂輪眉心輪臍輪海底輪 | 任督 | 無 |

# 第二節　眉心輪的經絡芳香理療實務操作手法

　　眉心輪經絡芳香理療實務操作分兩階段：第一階段是開系統，此階段選穴主要針對眉心輪輪脈穴如風池穴、完骨穴、目窗穴、曲差穴、陽白穴、京骨穴、申脈穴、照海穴、崑崙穴、肝俞穴、天柱穴、中衝穴與養老穴；第二階段是眉心輪輪脈系統內的按摩疏理，此階段選穴主要針對眉心輪輪脈系統內穴道，如天腦戶穴、玉枕穴、腦空穴、浮白穴、頭竅陰穴、顱息穴、攢竹穴、睛明穴、承泣穴、絲竹空穴、瞳子髎穴與和髎穴，操作手法如下：

## （一）施作區段

　　第一階段是依照風池穴、完骨穴、目窗穴、曲差穴、陽白穴、京骨穴、申脈穴、照海穴、崑崙穴、肝俞穴、天柱穴、中衝穴與養老穴順序進行開眉心輪輪脈系統的理療動作；第二階段則是依照天腦戶穴、玉枕穴、腦空穴、浮白穴、頭竅陰穴、顱息穴、攢竹穴、睛明穴、承泣穴、絲竹空穴、瞳子髎穴與和髎穴順序進行按摩疏理眉心輪輪脈系統穴道的理療動作。

## （二）點油

以對眉心輪系統有功效的精油施作，執行理療時，每一穴點一滴精油，每次精油以指腹螺旋抹勻，頭顱部分勿使精油流下滴落眼精。

## （三）手技（被施作對象採仰躺姿勢）

每一穴精油抹勻後，以雙手拇指輕安壓穴道上，其餘雙手四指併攏伏貼於兩側，拇指陰陽對轉方式按摩。

## （四）力道

輕柔和緩

## （五）次數

施作次數：每一穴位二十次

# 第一階段施作順序

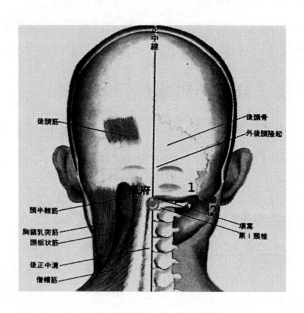

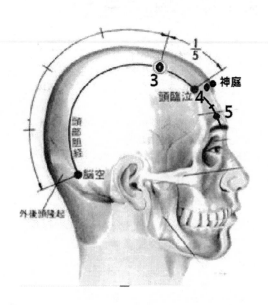

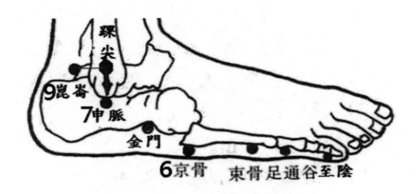

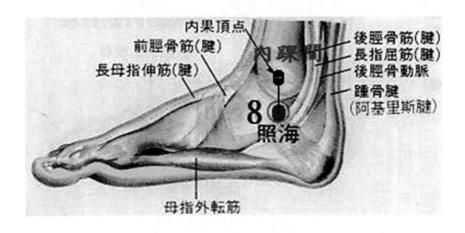

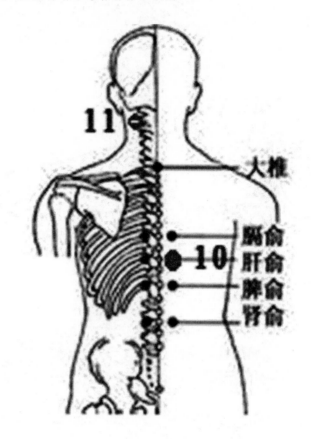

**11**

大椎

膈俞
肝俞
脾俞
腎俞

**10**

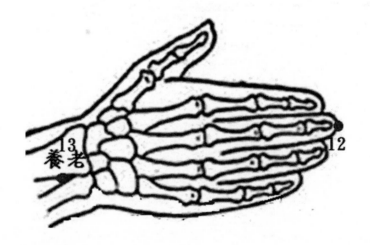

養老
**13**

**12**

# 第二階段施作順序

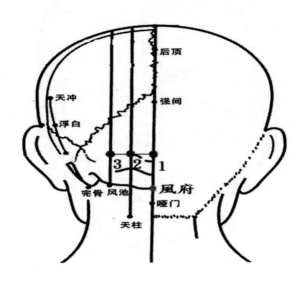

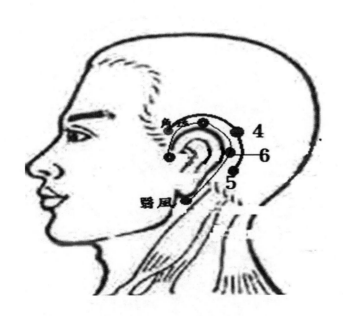

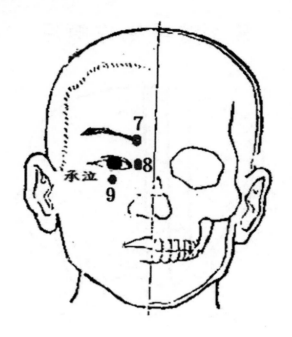

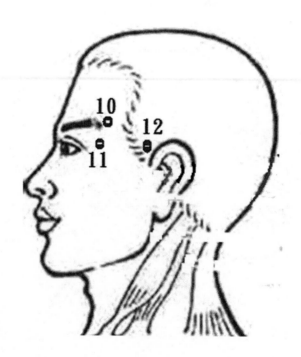

# 第十一章
# 頂輪的經絡芳香理療
# 實務操作

頂輪的基本功能在大腦功能部分，攸關學習與環境感知方面的問題，此外就是心理層面無聊、迷惘、疏離與憂鬱方面的問題，頂輪的選穴、用油與實務操作手法分節說明如後。

# 第一節　頂輪的選穴與用油

頂輪經絡芳香理療實務操作分兩階段：第一階段是開系統，此階段選穴主要針對頂輪輪脈穴如中渚穴、少府穴、勞宮穴、神門穴、大陵穴、靈道穴、內關穴、會宗穴、郄門穴、支正穴、少海穴、太衝穴與衝陽穴，其位置與功效如下表：

| 穴名 | 位置 | 功效 |
|---|---|---|
| 中渚 | 手背第 4、5 掌骨間，掌指關節近側凹陷處。 | 開竅益聰、清熱通絡、理氣解鬱 |
| 少府 | 手掌面，第 4、5 掌骨間，掌遠紋中，與第 5 掌指關節近端同高。 | 清心除煩 |
| 勞宮 | 手掌心，第 2、3 掌骨間，掌指關節近端凹陷處，偏於第 3 掌骨的掌中紋處。 | 清心瀉熱、安神涼血、和胃 |
| 神門 | 腕部腕掌橫紋上，尺側屈腕肌腱橈側凹陷處，當豌豆骨後方 | 寧心安神、養陰固表 |
| 大陵 | 腕掌橫紋中點，當掌長肌與橈側屈腕肌腱之間凹陷處 | 清心寧神、和胃寬胸 |
| 靈道 | 前臂內側前方，掌關節掌側橫紋（神門）上 1.5 寸，尺側屈腕肌肌腱橈側凹陷處 | 寧心安神 |
| 內關 | 前臂掌側，腕橫紋上 2 寸，掌長肌腱與橈側屈腕肌腱之間，當曲澤與大陵的連線上 | 寧心安神、鎮靜止痛、理氣和胃 |

| 會宗 | 前臂背側面腕背橫紋後 3 寸，尺骨橈側緣凹陷處，當支溝尺側旁五分 0.5 寸 | 清熱開鬱、疏通經氣 |
|---|---|---|
| 郄門 | 前臂掌側，腕橫紋上 5 寸，當曲澤與大陵的連線上 | 寧心安神、清營涼血 |
| 支正 | 前臂背面，靠尺骨下緣，陽谷與小海的連線上，背側掌關節橫紋向上 5 寸處 | 解表清熱、安神智 |
| 少海 | 手肘內側，屈肘時肘橫紋內側端與肱骨內上髁連線的中點處 | 通心竅、安神智 |
| 太衝 | 足背第 1、2 蹠骨間隙的後方，也就是蹠骨基部連接處遠側的凹陷處， | 平肝鎮驚、瀉熱理血、清頭目、理下焦、疏肝理氣 |
| 衝陽 | 足背第 2 蹠骨基部與中楔狀骨間 | 和胃化濕、寧神志 |

　　第二階段是頂輪輪脈系統內的按摩梳理，此階段選穴主要針對頂輪輪脈系統內穴道，如強間穴、後頂穴、百會穴、前頂穴、絡卻穴、通天穴、承靈穴、正營穴、神庭穴、上星穴、顖會穴與五處穴，其位置與功效如下表：

| 穴名 | 位置 | 功效 |
|---|---|---|
| 強間 | 頭枕部正中線上，後髮際向上 4 寸處 | 清頭目、安神志 |
| 後頂 | 頭枕部正中線上，後髮際向上 5.5 寸處 | 清頭目、安神志 |
| 百會 | 頭頂正中線，前髮際後 5 寸處，約當兩耳尖直上頭頂中央 | 蘇厥熄風、清熱開竅、昇陽固脫、健腦寧神、回陽固脫、平肝熄風 |
| 前頂 | 頭頂正中線上，前髮際向頭後 3.5 寸處 | 清頭目、散風 |
| 絡卻 | 頭部，前髮際正中向上 5.5 寸，正中線旁開 1.5 寸處 | 去風、清頭目 |
| 通天 | 頭部，前髮際正中向上 4 寸，正 | 去風、通竅、清神 |

| | 中線旁開 1.5 寸處 | |
|---|---|---|
| 承靈 | 頭部，前髮際向頭後 4 寸，頭正中線旁開 2.25 寸（瞳孔直上） | 清熱散風 |
| 正營 | 頭頂部，前髮際向頭後 2.5 寸，頭正中線旁開 2.25 寸（瞳孔直上）處 | 疏風、活絡、止痛 |
| 神庭 | 頭額正中線上，前髮際後 0.5 寸處 | 清熱散風、通竅、鎮驚安神、鎮靜醒腦 |
| 上星 | 頭頂正中線上，前髮際向頭後 1 寸處 | 清熱散風、宣肺通竅 |
| 顖會 | 頭頂正中線上，前髮際向頭後 2 寸處，當百會前 3 寸 | 清頭目、散風 |
| 五處 | 頭部，前髮際正中向上 1 寸（上星），正中線旁開 1.5 寸處，當曲差後 0.5 寸 | 去風、通竅、清神 |

　　精油以歸屬頂輪輪脈為主，其主成分、功效和副作用如下表：

| 芸香科 | | | | | | | |
|---|---|---|---|---|---|---|---|
| 品名 | 主成分 | 功效 | 五行歸經 | 三焦 | 七脈 | 任督 | 副作用 |
| 阿米香樹 | 倍半萜烯醇 | 疏通活化靜脈、疏通淋巴系統、提升免疫系統、安神、舒壓 | 心、小腸 | 上焦 | 頂輪 | 督 | 無 |
| 繖形花科 | | | | | | | |
| 胡蘿蔔籽 | 倍半萜烯醇 | 消炎、護膚、肌膚細胞再生、強化皮膚免疫系統、提高新陳代謝、調節賀爾蒙、平衡情緒 | 心、小腸腎、膀胱 | 下焦上焦 | 頂輪臍輪 | 督 | 無 |
| 芫荽籽 | 單萜烯醇 | 殺菌、消炎、健胃、緩解疼痛、護膚、鎮靜、提神、平衡情緒 | 心、小腸脾、胃 | 上焦中焦 | 頂輪臍輪 | 任督 | 無 |
| 唇形花科 | | | | | | | |

| 羅勒 | 單萜烯醇 | 殺菌、消炎、止瘀、促進消化機能、護膚、放鬆、鎮靜、安眠、提升免疫系統、強化神經系統 | 心、小腸脾、胃 | 上焦中焦 | 頂輪臍輪 | 任督 | 無 |
|---|---|---|---|---|---|---|---|
| 薰衣草 | 酯 | 殺菌、抑毒、疏通活化血液、提升免疫系統、細胞再生、放鬆、平衡情緒、滋養肌肉組織 | 心、小腸肝、膽 | 上焦 | 頂輪喉輪心輪 | 任督 | 無 |
| **桃金孃科** | | | | | | | |
| 西印度月桂 | 丁香酚 | 殺菌、抑毒、消炎、止瘀、止痛、促進新陳代謝、疏通活化血液、提升免疫系統、激勵、鼓舞情緒 | 心、小腸肝、膽脾、胃 | 上焦下焦 | 頂輪喉輪腹輪臍輪 | 任督 | 無 |
| **柏科** | | | | | | | |
| 杜松 | 單萜烯 | 殺菌、消炎、止瘀、止痛、排水、利尿、疏通活化血液、幫助消化、增加活力、集中注意力、醒腦 | 肝、膽脾、胃 | 上焦中焦 | 頂輪眉心輪腹輪 | 任督 | 無 |
| 絲柏 | 單萜烯 | 殺菌、消炎、止瘀、止痛、驅蟲、除臭、抗過敏、收斂傷口、擴張支氣管、收縮血管、調節賀爾蒙、提神、醒腦、集中注意力 | 心、小腸肝、膽腎、膀胱 | 上焦下焦 | 頂輪喉輪臍輪 | 任督 | 無 |
| **樟科** | | | | | | | |
| 月桂 | 氧化物 | 殺菌、消炎、化痰、止瘀、止 | 心、小腸肝、膽 | 上焦中焦 | 頂輪喉輪 | 任督 | 無 |

| | | 痛、提神、鼓舞情緒、增加活力、平衡情緒 | 肺、大腸 | | 腹輪 | | |

## 橄欖科

| 乳香 | 單萜烯 | 殺菌、抑毒、消炎、止痛、提升免疫系統、疏通活化血液、調節賀爾蒙、肌膚再生、傷口癒合、放鬆、啟發靈感、舒壓、解鬱、 | 心、小腸腎、膀胱 | 上焦下焦 | 頂輪海底輪 | 任督 | 無 |
| 沒藥 | 倍半萜烯氧化物 | 殺菌、抑毒、消炎、調節賀爾蒙、細胞再生、傷口癒合、止血、安神、啟發靈感、治療心靈創傷 | 心、小腸腎、膀胱 | 上焦下焦 | 頂輪臍輪海底輪 | 任督 | 無 |

## 木蘭科

| 黃玉蘭 | 苯基酯 | 殺菌、止痙、止痛、放鬆、提升免疫系統、促進乳汁分泌、心靈和諧、抗沮喪、刺激感官、催情 | 心、小腸腎、膀胱 | 上焦下焦 | 頂輪海底輪 | 任督 | 無 |

## 夾竹桃科

| 緬梔 | 苯基酯 | 殺菌、消炎、抑毒、解熱、降血壓、驅風除濕、放鬆、平衡情緒、啟發靈感、挑逗催情 | 心、小腸腎、膀胱 | 上焦下焦 | 頂輪臍輪海底輪 | 任督 | 無 |

## 蝶形花科

| 鷹爪豆 | 苯基酯 | 強心、利尿、止血、麻醉、收縮血管、驅風除濕、放鬆、護 | 心、小腸腎、膀胱 | 上焦中焦下焦 | 頂輪心輪臍輪海底 | 任督 | 無 |

| | | | | | | | |
|---|---|---|---|---|---|---|---|
| | | 膚、高度鼓舞情緒、挑逗催情 | | | 輪 | | |
| **木樨科** | | | | | | | |
| 茉莉 | 苯基酯 | 止痙、止癢、促進血液循環、幫助消化、止咳、化痰、皮膚再生、調節賀爾蒙、鼓舞情緒、心靈和諧、催情、紓解焦慮 | 心、小腸腎、膀胱 | 上焦下焦 | 頂輪臍輪海底輪 | 任督 | 無 |
| 桂花 | 倍半萜烯 | 消炎、化痰、止痛、調理肌膚、提高皮膚新陳代謝功能、治療傷口、紓解焦慮、安神、平衡情緒、啟發靈感、開朗心情 | 心、小腸肺、大腸 | 上焦中焦 | 頂輪心輪 | 任督 | 無 |
| **杜鵑花科** | | | | | | | |
| 杜鵑 | 單萜烯 | 消炎、止痛、疏通活化血液、提升免疫系統、驅風除濕、醒腦、心靈重建 | 心、小腸 | 上焦 | 頂輪 | 督 | 無 |
| 白珠樹 | 苯基酯 | 消炎、止痛、止痙、放鬆、催情 | 心、小腸腎、膀胱 | 上焦下焦 | 頂輪臍輪海底輪 | 任督 | 無 |
| **檀香科** | | | | | | | |
| 檀香 | 倍半萜烯醇 | 殺菌、消炎、促進新陳代謝、促進淋巴活動、皮膚再生、通經絡、調節賀爾蒙、平衡情緒、提神、和諧、催情 | 心、小腸肝、膽肺、大腸腎、膀胱 | 上焦中焦下焦 | 頂輪眉心輪臍輪海底輪 | 任督 | 無 |

# 第二節　頂輪的經絡芳香理療實務操作手法

　　頂輪經絡芳香理療實務操作分兩階段：第一階段是開系統，此階段選穴主要針對頂輪輪脈穴如中渚穴、少府穴、勞宮穴、神門穴、大陵穴、靈道穴、內關穴、會宗穴、郄門穴、支正穴、少海穴、太衝穴與衝陽穴；第二階段是頂輪輪脈系統內的按摩疏理，此階段選穴主要針對頂輪輪脈系統內穴道，如強間穴、後頂穴、百會穴、前頂穴、絡卻穴、通天穴、承靈穴、正營穴、神庭穴、上星穴、顖會穴與五處穴，操作手法如下：

## （一）施作區段

　　第一階段是依照中渚穴、少府穴、勞宮穴、神門穴、大陵穴、靈道穴、內關穴、會宗穴、郄門穴、支正穴、少海穴、太衝穴與衝陽穴順序進行開頂輪輪脈系統的理療動作；第二階段則是依照強間穴、後頂穴、百會穴、前頂穴、絡卻穴、通天穴、承靈穴、正營穴、神庭穴、上星穴、顖會穴與五處穴順序進行按摩疏理頂輪輪脈系統穴道的理療動作。

## （二）點油

　　以對頂輪輪脈系統有功效的精油施作，執行理療時，每一穴點一滴精油，每次精油以指腹螺旋抹勻，頭顱部分勿使精油流下滴落眼精。

## （三）手技（被施作對象採仰躺姿勢）

每一穴精油抹勻後，以雙手拇指輕安壓穴道上，其餘雙手四指併攏伏貼於兩側，拇指陰陽對轉方式按摩。

## （四）力道

輕柔和緩

## （五）次數

施作次數：每一穴位二十次

# 第一階段施作順序

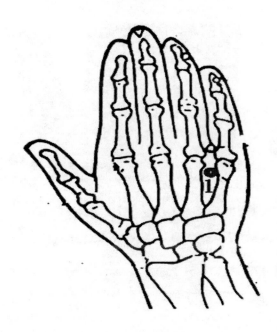

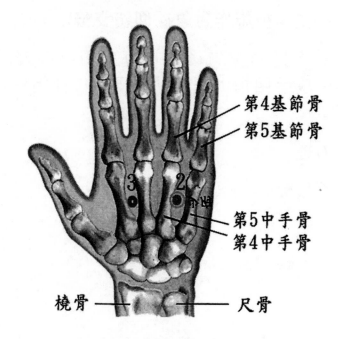

第4基節骨

第5基節骨

第5中手骨

第4中手骨

橈骨

尺骨

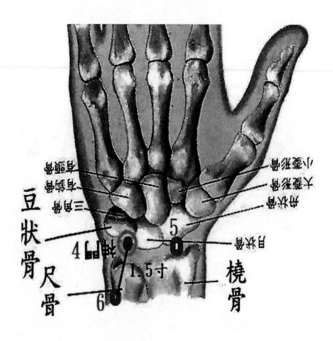

豆
狀
骨
尺
骨

橈
骨

1.5寸

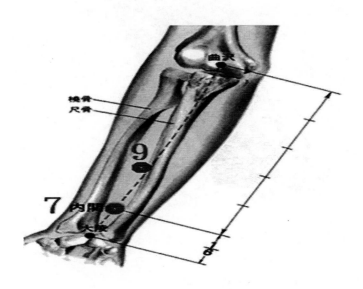

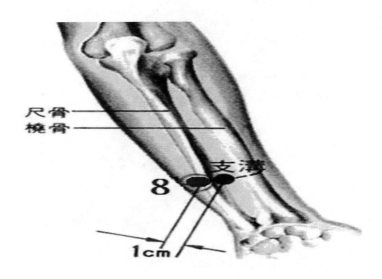

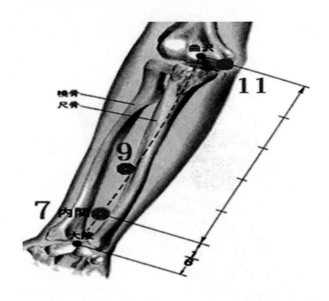

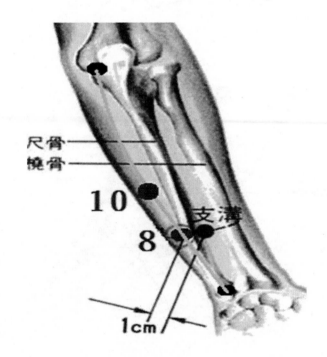

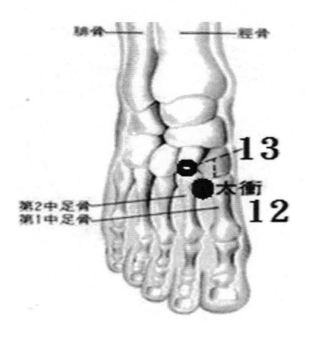

# 第二階段施作順序

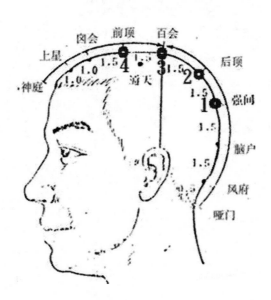

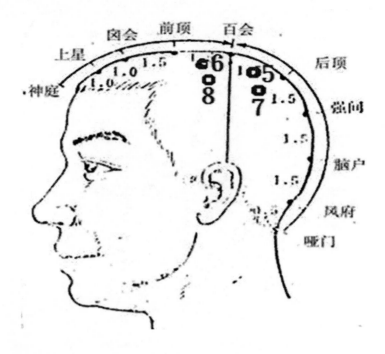

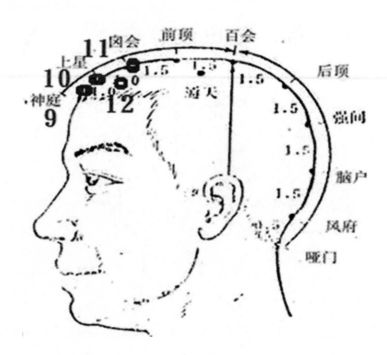

# 第十二章

## 結論

本《高級經絡芳香理療實務操作手冊》所關涉的內容，除原有西方精油學知識運用的部分不變外，中國傳統醫學部分，已經從一天十二時辰循經的十二經脈，跨越到奇經八脈的領域，並進一步的探索到古印度的七脈輪系統，雖然奇經八脈的領域只涉及到總攝陰陽氣血的任督二脈，但就奇經八脈的領域而言，任督二脈的重要性是不容置疑的，西方精油學、任督二脈與古印度的七脈輪系統，此寓意著本《高級經絡芳香理療實務操作手冊》已經將經絡芳香理療實務研究帶向了跨文化整合之路。

　　在帶領中西醫整合醫學遠東分部相關研究的那些年，我一直希望引領其中有關經絡芳香理療理論與實務的研究，走向跨文化整合之路，篳路藍縷跌跌撞撞的許多年走下來，從《初級經絡芳香理療實務操作手冊》;《中級經絡芳香理療實務操作手冊》到本《高級經絡芳香理療實務操作手冊》的完成，總算看到了一些跨文化整合之路的小小成果，也稍稍從中摸索出一些有關經絡芳香理療研究範疇中，理論與實務配合的研究路徑。

　　或許純粹就商業運作的模式來看，此三冊的經絡芳香理療實務操作，無論就理論或是實務操作，已足以因應商業經營運作的相關需要，但就學術研究或商業永續經營的角度來看，終生學習與精益求精才是任何事物得以永恆存續的根本，因此仍有盼來者於奇經八脈中與任脈相同，對婦女生殖系統互

有輔益的衝脈，以及同樣對婦女骨盆腔有影響的帶
脈，能有有關三者的經絡芳香理療理論與實務研究
的成果出現，乃至於有關奇經八脈另外四脈：陰
維、陽維、陰蹻、陽蹻的相關研究成果，更有盛者
則是其他文化體系相關的整合研究，則是在我心殷
殷期待之中。

國家圖書館出版品預行編目資料

高級經絡芳香理療實務操作手冊／胡仲權　編著—初版—
臺中市：天空數位圖書　2023.07
面：17*23 公分
ISBN：978-626-7161-68-5（平裝）
1.CST：芳香療法　2.CST：經絡療法　3.CST：香精油
418.995　　　　　　　　　　　　　　　　112012040

書　　　名：高級經絡芳香理療實務操作手冊
發 行 人：蔡輝振
出 版 者：天空數位圖書有限公司
作　　　者：胡仲權
美工設計：設計組
版面編輯：採編組
出版日期：2023 年 07 月（初版）
銀行名稱：合作金庫銀行南台中分行
銀行帳戶：天空數位圖書有限公司
銀行帳號：006—1070717811498
郵政帳戶：天空數位圖書有限公司
劃撥帳號：22670142
定　　　價：新台幣 360 元整
電子書發明專利第 I 306564 號
※如有缺頁、破損等請寄回更換

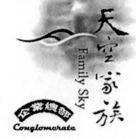

天空家族
Family Sky
在職網
Conglomerate

服務項目：個人著作、學位論文、學報期刊等出版印刷及DVD製作
影片拍攝、網站建置與代管、系統資料庫設計、個人企業形象包裝與行銷
影音教學與技能檢定系統建置、多媒體設計、電子書製作及客製化等
TEL　：(04)22623893　　　MOB：0900602919
FAX　：(04)22623863
E-mail：familysky@familysky.com.tw
Https://www.familysky.com.tw/
地　址：台中市南區忠明南路 787 號 30 樓國王大樓
No.787-30, Zhongming S. Rd., South District, Taichung City 402, Taiwan (R.O.C.)